PARALYSIE VASO-MOTRICE

DES EXTRÉMITÉS

OU ÉRYTHROMÉLALGIE

PAR

Maurice LANNOIS,

Docteur en médecine de la Faculté de Paris,
Ancien externe des hôpitaux,
Médecin-stagiaire au Val-de-Grâce.

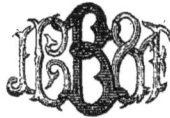

PARIS

LIBRAIRIE J.-B. BAILLIÈRE ET FILS,

19, rue Hautefeuille, près du boulevard Saint-Germain.

1880

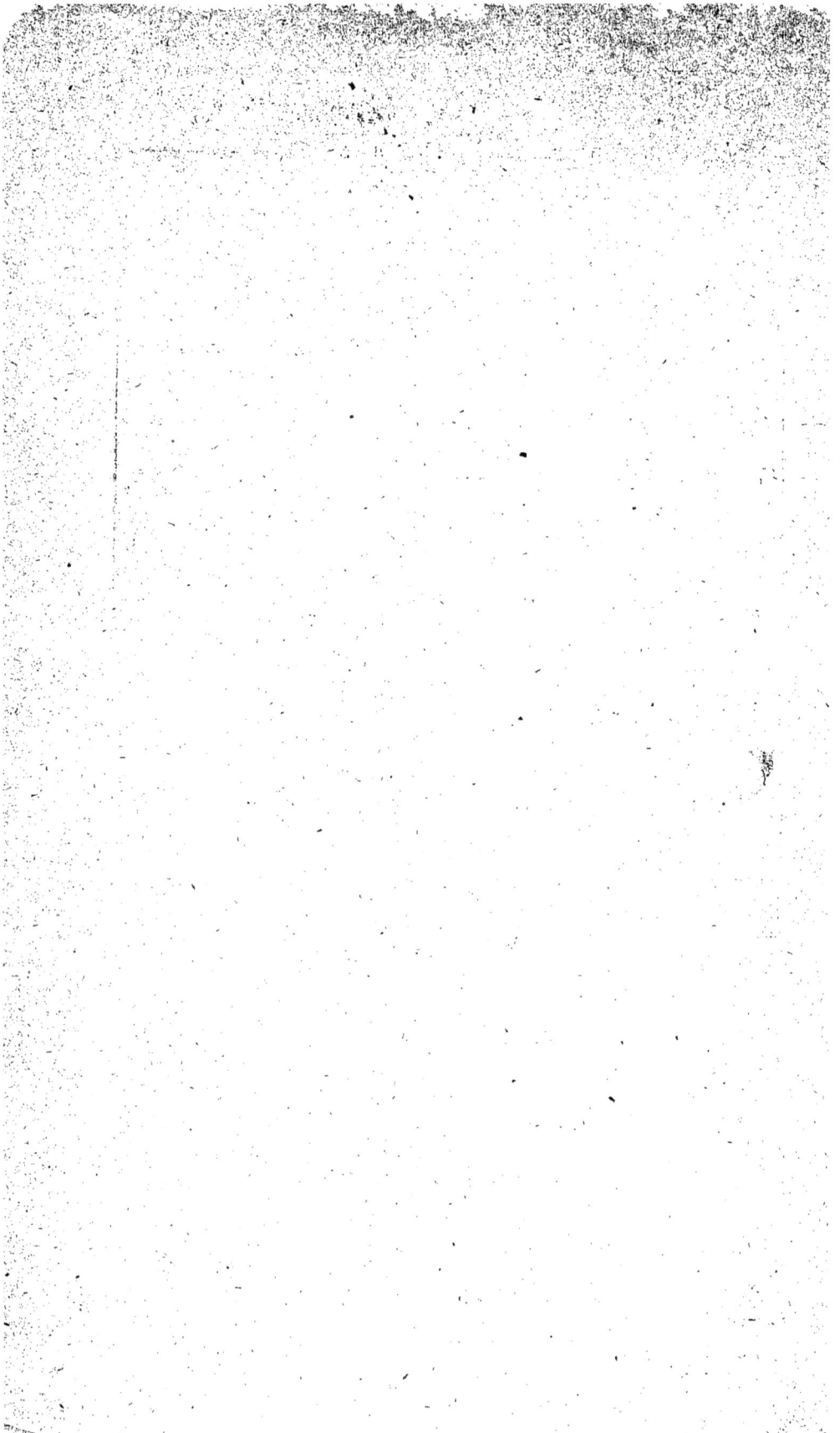

PARALYSIE VASO-MOTRICE

DES EXTRÉMITÉS

OU ÉRYTHROMÉLALGIE

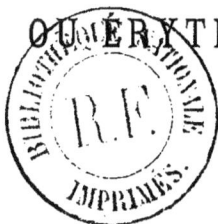

PAR

Maurice LANNOIS,

Docteur en médecine de la Faculté de Paris,
Ancien externe des hôpitaux,
Médecin-stagiaire au Val-de-Grâce.

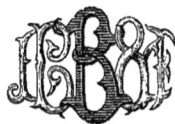

PARIS

LIBRAIRIE J.-B. BAILLIÈRE ET FILS,

19, rue Hautefeuille, près du boulevard Saint-Germain.

—

1880

A MA MÈRE

A MA FAMILLE, A MES AMIS

A MES MAITRES DANS LES HOPITAUX DE PARIS :

A M. R. LÉPINE

Professeur de clinique médicale à la Faculté de médecine de Lyon.

A M. Is. STRAUS

Professeur agrégé de la Faculté de médecine,
Médecin de l'hôpital Tenon.

A M. X. GOURAUD

Médecin des hôpitaux.

A M. DEBOVE

Professeur agrégé de la Faculté de médecine,
Médecin de Bicêtre.

A M. RAYMOND

Professeur agrégé de la Faculté de médecine,
Médecin des hôpitaux.

M. LE PROFESSEUR VULPIAN

Doyen de la Faculté de médecine,
Médecin de la Charité,
Membre de l'Académie de médecine et de l'Académic des sciences, etc.

PARALYSIE VASO-MOTRICE

DES EXTRÉMITÉS

ou

ÉRYTHROMÉLALGIE

~~~

HISTORIQUE.

Les *Leçons cliniques* de Graves (1), publiées en 1843,
contiennent la relation de deux cas fort remarquables décrits sous le nom d'*Affection singulière des pieds*. Ces deux
faits avaient vivement frappé l'éminent observateur anglais,
d'autant plus qu'ils lui paraissaient confirmer dans une large
mesure sa manière de voir sur « le pouvoir spécial, en
« vertu duquel les nerfs et les artères d'une partie ont la
« faculté de modifier profondément la circulation locale et
« cela indépendamment de l'impulsion du cœur (2). »

(1) Graves, Clinical lectures, first edition 1843; ed. 1864, p. 826.
(2) Jaccoud, Annotations à la clinique de Graves, 1862.

Cette espèce de finesse intuitive de Graves qui lui avait fait pressentir en quelque sorte l'influence du système nerveux sur la circulation fut certainement remarquée comme elle méritait de l'être, et cependant, malgré l'immense notoriété dont jouissaient ces leçons cliniques, malgré la savante traduction qui les avait rendues populaires en France, les faits eux-mêmes passèrent pour ainsi dire inaperçus ou du moins restèrent isolés ; aucune autre observation analogue ne fut publiée jusqu'à l'année 1872.

A cette époque Weir Mittchell publia dans le *Philadelphia Medical Times* une série d'articles sur une affection *vasomotrice* des extrémités qui lui semblait fort rare et dont il ne pouvait trouver de description nulle part dans les auteurs. Mais ce premier mémoire, de l'aveu même de l'auteur, n'était pas suffisamment précis, les faits qu'il contenait n'étaient pas assez nettement dégagés pour s'imposer à l'attention. Aussi ne semble-t-il pas avoir été plus connu en Amérique qu'en Europe ; en tout cas il tomba rapidement dans l'oubli le plus profond et le traité aujourd'hui classique de Hammond (1) n'en fait aucunement mention.

De 1873 à 1878 plusieurs observations isolées se rencontrent dans la littérature médicale. Grenier (de Sore) publia dans le *Bordeaux Médical*, sous le titre *Observation d'une affection des extrémités non décrite par les auteurs* (2), l'histoire d'un malade qui sans rentrer précisément dans la catégorie des faits que nous avons en vue dans ce travail s'en rapproche cependant par plus d'un côté. L'année suivante Sigerson, actuellement professeur à l'Université de Dublin, observait à la policlinique de Duchenne (de Boulo-

---

(1) Hammond, Traité des maladies du système nerveux, trad. de M. Labadie-Lagrave. Paris, 1879.

(2) Grenier (de Sore), Observation d'une affection des extrémités non décrite par les auteurs. Bordeaux médical, 1873.

gne) et publiait dans le *Progrès Médical* (1) un cas fort intéressant de paralysie vaso-motrice généralisée des membres supérieurs. Enfin les *Leçons sur l'appareil vaso-moteur* de M. le professeur Vulpian (2) renferment, en regard de l'asphyxie locale décrite par M. Maurice Raynaud, un fait très instructif de paralysie vaso-motrice des extrémités.

En 1878, Weir Mittchell publia dans *Américan Journal of Medical Science* (3) un travail important sur le sujet qui nous occupe. Ce deuxième mémoire, fondé sur six observations personnelles et sur cinq cas empruntés aux auteurs que nous venons de citer, est le travail le plus complet ou pour mieux dire le seul travail qui existe sur la matière ; aussi ne sera-t-on pas étonné si nous lui faisons de nombreux emprunts et si le nom de l'auteur revient à chaque instant sous notre plume.

Peu de temps après cette publication capitale, M. Allen Sturge, médecin adjoint à Royal Free Hospital, présentait à la Société clinique de Londres un cas qui rentrait évidemment dans la catégorie des faits décrits par W. Mitchell et sur lequel nous attirerons tout spécialement l'attention (4).

Enfin notre excellent chef de service, M. le professeur agrégé Straus, a présenté à la Société médicale des hôpitaux dans une de ses dernières séances (5), une observation que nous avions pu suivre longuement et recueillir dans son

(1) Sigerson, Note sur un cas de paralysie vaso-motrice généralisée de membres supérieurs. Progrès médical, 1874, p. 229.

(2) Vulpian, Leçons sur l'appareil vaso-moteur, t. II, p. 623, 1875.

(3) Weir Mitchell, On a rare vaso-motor Neuvosis of the extremities Amer. Journ. of med. sc., p. 1, t. II, 1878.

(4) Allen Sturge, Rare vaso-motor disturbance of leg. Trans. of clin. soc. of London et Brit. med. Journ., 1879.

(5) Is. Straus, Cas rare de névrose vaso-motrice de l'extrémité inférieure Soc. méd. des hôp., séance du 26 mars 1880.

service à l'hôpital Tenon. Ce sont les particularités de ce fait remarquable et d'observation rare qui nous ont paru assez frappantes pour que nous en fassions le sujet de notre thèse inaugurale.

Qu'il nous soit permis d'offrir ici à notre cher maître l'expression de nos remerciements pour les encouragements qu'il n'a cessé de nous prodiguer et pour la constante bienveillance dont il nous a si souvent donné des preuves : il sait d'ailleurs avec quels sentiments de profonde gratitude nous reconnaissons l'amitié si précieuse dont il veut bien nous honorer. Nous remercions de même M. le professeur Lépine dont les conseils ne nous ont jamais fait défaut et nous ont ont été si utiles au début de nos études médicales. Nous demanderons aussi l'indulgence de nos juges : notre tentative de décrire une affection nouvelle pour ainsi dire, semblera certainement bien hardie et demanderait une voix beaucoup plus autorisée que la nôtre. Nous ne nous dissimulons pas les imperfections de notre travail, mais nous espérons qu'on voudra bien nous les pardonner en considération des difficultés inhérentes au sujet lui-même, trop heureux si nous avions pu, dans la faible mesure de nos forces, apporter quelques éclaircissements à la pathologie des vaso-moteurs, encore si obscure en certains points.

ETIOLOGIE

Les documents et les observations que nous avons pu réunir sur l'affection que nous allons décrire ne nous ont pas donné de résultats bien précis sur les causes qui sont capables de lui donner naissance : leur nombre est d'ailleurs trop restreint pour permettre aucune conclusion ayant un caractère définitif.

L'influence du *froid*, et surtout du *froid humide*, semble pouvoir être invoquée dans certains cas, sinon comme cause déterminante, tout au moins comme cause prédisposante. Dans deux cas les sujets étaient des marins qui, en cette qualité, avaient l'habitude de rester les pieds nus dans l'eau de mer parfois pendant plusieurs heures de suite : l'un d'eux rapportait même qu'à certaines époques de l'année ses pieds ne s'étaient pas réchauffés pendant des semaines entières et qu'il lui était arrivé maintes fois de ne plus les sentir du tout (cas de Sturge). Cette étiologie est encore évidente dans le cas, à la vérité assez différent de ceux que nous prenons comme types, qu'a rapporté sir James Paget et dans lequel il s'agit d'un jeune homme qui pour *s'endurcir* avait pris l'habitude de se plonger journellement les pieds dans de l'eau glacée. L'impression brusque du froid semble également avoir joué un rôle dans une des observations de W. Mitchell : une jeune femme vit apparaître les premiers symptômes d'une paralysie vaso-motrice des extrémités à la suite d'une chute dans une rivière. Dans ce cas cependant l'étiologie semble un peu plus complexe, car le bain forcé qu'avait pris cette malade avait amené une brusque cessation de l'écoulement menstruel.

Un *exercice exagéré* et des *fatigues excessives* ont eu une influence manifeste sur le développement de l'affection chez plusieurs malades : notre malade (celui de l'observation de M. Straus) avait éprouvé ses premières douleurs dans le pied à la suite de marches forcées alors qu'il était militaire et, lorsqu'il se présenta à l'hôpital, son métier le forçait à faire de très longues courses dans Paris ; un autre était un forgeron que son travail retenait continuellement devant son enclume et qui, après quelques troubles passagers, vit la maladie s'installer d'une façon définitive à la suite de grandes fatigues pendant les travaux de l'Exposition de Philadelphie en 1876. Un troisième, ardent géologue, attribuait sa maladie, limitée aux mains, à l'emploi presque continu qu'il faisait d'un petit marteau à casser les pierres.

Bien que la maladie se développe fréquemment chez des individus bien constitués et vigoureux, sans antécédents morbides héréditaires ou personnels, il est quelques cas où une débilitation antérieure semble avoir joué le rôle de cause prédisposante. Notre malade avait eu plus d'une fois à *pâtir* suivant sa propre expression ; un autre attribuait sa maladie à la vie de misère et de *continence* qu'il était forcé de mener (obs. III).

Dans les antécédents des malades on retrouve fréquemment certaines maladies antérieures qui, sans constituer une étiologie bien nette et bien évidente, méritent cependant d'être rapportées à cause justement de l'état de faiblesse qu'elles laissent toujours après elles. La fièvre typhoïde, la dysenterie, la fièvre intermittente, ont été signalées dans quelques cas ; un malade de W. Mitchell avait été amputé du bras droit quelques années avant l'apparition des accidents.

La *syphilis* a été notée deux fois : il est probable qu'il n'y avait là qu'un rapport de simple coïncidence.

La diathèse rhumatismale se rencontre plus souvent sans les antécédents de malades atteints de névrose vaso-motrice congestive des extrémités. La « fièvre rhumatismale » est signalée par W. Michell comme antécédent morbide dans un certain nombre de cas. Notre malade aurait été traité pour des accidents rhumatismaux pendant son service militaire et lorsqu'il entra dans le service de M. Straus ses douleurs furent d'abord rapportées à du rhumatisme, et cependant on ne peut se défendre ici de quelques doutes sur la nature rhumatismale de ces accidents lorsqu'on songe aux difficultés d'interprétation auxquelles ils semblent avoir donné lieu pendant qu'il était soldat et à la marche clinique qu'ils ont offerte quand nous avons pu les observer.

Le *tempérament nerveux* joue un rôle évident dans l'apparition de la maladie, rôle sur lequel W. Mitchell insiste avec raison, car la plupart de ses malades offraient des signes manifestes de cet état nerveux que l'on désigne sous le nom de nervosisme : c'étaient des névropathes. Le malade de M. Straus que nous avons pu suivre pendant longtemps et que nous avons revu encore récemment nous a particulièrement frappé à ce point de vue ; celui de Sir James Paget offrait un ensemble de symptômes nerveux qu'on aurait qualifiés d'hystériques si on les avait observés chez une femme. Les quelques femmes dont nous rapportons les observations présentaient généralement une grande tendance à cet état névrosique dont nous parlons (Graves, Vulpian, etc). Nous ne croyons pas cependant qu'il faille accorder une trop large place à l'hystérie dans l'étiologie de la névrose paralytique des extrémités : les troubles vaso-moteurs symptomatiques de l'hystérie sont beaucoup trop variables dans leurs manifestations et d'ailleurs ils se rapprochent beaucoup plus souvent de cette autre forme de névrose vaso-motrice périphérique à laquelle M. Raynaud a donné le nom d'asphyxie locale, comme M. Armaingaud en a encore publié il y a peu de temps un remarquable exemple (1).

L'*âge* semble avoir une influence très marquée. La maladie n'a pas été signalée dans l'enfance. Elle atteint peut-être moins fréquemment des sujets jeunes que ne semble

(1) Armaingaud, Sur une névrose vaso-motrice se rattachant à l'état hystérique. Paris, Delahaye et Cie, 1876.

croire W. Mitchell. Abstraction faite des deux malades de Graves qui avaient, l'une 16 et l'autre 82 ans, on voit que le maximum de fréquence de la maladie a lieu entre 28 et 40 ans.

L'influence du *sexe* est beaucoup plus évidente : l'affection se montre surtout chez des hommes ; ceux-ci constituent, en effet, les trois quarts des malades atteints.

SYMPTOMATOLOGIE.

Nous ferons tout d'abord remarquer que dans le rapide exposé étiologique qui précède nous avons volontairement laissé de côté un grand nombre d'affections du système nerveux dans lesquelles il est possible d'observer des troubles variés dans l'innervation vaso-motrice des membres ou des extrémités. Les lésions du cerveau, de la moelle, des nerfs périphériques et du grand sympathique, qu'elles proviennent d'hémorrhagies, de ramollissements ou de processus scléreux, de tumeurs ou de traumatismes, etc., s'accompagnent fréquemment de ces troubles vaso-moteurs. Mais nous séparons nettement de ceux-ci la paralysie vaso-motrice que nous décrivons qui n'est aucunement un symptôme, mais bien une affection spéciale, une véritable maladie ayant un début, une marche et des symptômes particuliers, à laquelle enfin nous reconnaissons les caractères d'une névrose. Nous laisserons également de côté les paralysies vaso-motrices spontanées qui surviennent dans le domaine du sympathique cervical, comme Nicati et Baerwinkel en ont rapporté des exemples (1), et qui sortiraient évidemment de notre cadre.

L'affection dont nous allons exposer les symptômes est localisée aux extrémités et suivant nous devrait même avoir pour type la paralysie vaso-motrice du membre inférieur : c'est là en effet qu'elle se montre de préférence et qu'elle présente ses caractères les plus nets et les plus tranchés ; nous croyons aussi qu'il serait bon d'adopter l'expression de *Erythromélalgie* (de ερυθρος, rouge, μελος, membre, et αλγος, douleur) proposée par W. Mitchell, dénomination qui a le double avantage de ne rien préjuger de la nature de la maladie et de rappeler immédiatement deux de ses plus importants symptômes.

L'*érythromélalgie* est certainement une affection rare et le nombre restreint des observations publiées en est une preuve. Elle l'est peut être moins cependant qu'on ne pourrait le croire au premier abord et nous sommes persuadé qu'il en sera de la névrose vaso-motrice des extrémités comme de beaucoup d'autres maladies non décrites : une fois reconnus les faits se multiplient et deviennent plus communs qu'on ne le pensait. Nous ne saurions mieux citer, comme exemple de ce fait général, que l'asphyxie locale et la gangrène symétrique des extrémités décrites pour la première fois par M. Maurice Raynaud en 1862 (2).

La maladie se montre généralement chez des sujets encore jeunes ou arrivés à la période moyenne de la vie; elle atteint les hommes de préférence. Elle survient à la suite d'affec-

(1) Nicati, La paralysie du grand sympathique. Paris, 1873. — Baerwinkel, Deuts. Arch. für klin. med., t. XIV.

(2) M. Raynaud. De l'asphyxie locale et de la gangrène symétrique des extrémités, th. de Paris, 1862. — Art. Gangrène in Nouv. dict. de méd. et de chir. prat., t. XV, 1872. — Nouv. rech. sur la nature et le traitement de l'asphyxie locale des extrémités. Arch. gén. de méd., 1874, t. I, p. 5 et 189.

tions fébriles ayant présenté une certaine durée ou chez des individus fatigués par des marches prolongées ou des travaux pénibles, chez ceux qui présentent habituellement quelques symptômes névrosiques.

La malade ressent tout d'abord, dans un pied ou dans les deux à la fois, une *douleur* plus ou moins vive, plus ou moins étendue. La *douleur* est un des symptômes les plus importants de l'érythromélalgie. Elle précède ordinairement tous les autres au point que W. Mitchell lui attribue une importance pour ainsi dire capitale dans la production des autres phénomènes vaso-moteurs ainsi que nous le verrons plus loin. Elle débute ordinairement à la plante du pied, au gros orteil ou au talon et de là elle s'étend peu à peu à la totalité du pied et peut même gagner la jambe et la cuisse. En général cependant elle reste limitée au pied ou même à une portion de la plante et ne s'étend pas hors de ces limites.

La douleur affecte souvent une marche progressive ; le malade ne la ressent d'abord que vers le soir, alors qu'il est fatigué par la marche de la journée, et le repos au lit la fait complètement disparaître. Un peu plus tard elle apparaît au milieu de la journée et il suffit maintenant que le malade se tienne debout ou laisse pendre ses jambes pour qu'elle survienne aussitôt ; dans ces cas elle semble avoir un rapport direct avec l'apparition et l'intensité des phénomènes congestifs (fait de M. Straus).

L'intensité de la douleur est variable : parfois, surtout au début, ce ne sont que des fourmillements, une gêne plus ou moins accusée de la marche ou une douleur sourde très supportable.

Le plus souvent la souffrance affecte les caractères d'une brûlure et les malades la comparent à l'impression produite par la moutarde, par un coup de soleil, par le voisinage d'un foyer intense ; dans quelques cas plus rares il semble au malade qu'on lui tord violemment la peau. Dans les cas moyens la douleur peut se montrer plus ou moins irrégulière, survenir par accès et disparaître complètement dans l'intervalle ou ne laisser qu'un léger degré de lassitude ou d'engourdissement; dans les cas les plus graves, elle devient lancinante, *excrutiante* comme disent les Anglais, et s'accompagne de véritables tortures. Lorsque les douleurs reviennent ainsi par accès intermittents, spontanées ou provoquées par la position debout, la marche, l'exercice, la simple pression, etc., les souffrances acquièrent parfois une acuité vraiment intolérable : c'est une sensation de brûlure et de déchirement qui fait jeter des cris aux malades ou, s'ils le peuvent, les pousse à aller se plonger les pieds dans l'eau froide.

Dans tous les cas et à toutes les périodes, la douleur est calmée ou disparaît par la position horizontale et par le froid. L'eau froide est généralement le meilleur moyen pour calmer la douleur.

La chaleur fait généralement apparaître la douleur ; aussi l'été est-il habituellement, sinon toujours, une période redoutée des malades dont elle aggrave les souffrances d'une façon très notable; l'hiver au contraire agit comme les applications de froid en topiques et amène un bien-être relatif.

La particularité la plus remarquable après la douleur, celle qui frappe le plus l'observateur, c'est la *congestion*. W. Mitchell, comme nous l'avons déjà dit, la fait essentiellement dépendre de la douleur, soit que les lésions qu'il est porté à admettre dans l'axe médullaire aient atteint les centres vaso-moteurs, soit qu'il y ait simplement là une action réflexe produite par la souffrance. Quoi qu'il en soit de ces vues hypothétiques, la congestion de l'érythromélalgie n'apparaît pas généralement au début de la maladie, mais seulement après que celle-ci a persisté pendant un certain temps. C'est un des symptômes les plus saillants des cas moyens et prolongés. Ordinairement la congestion s'étend à toute la surface qui correspond au maximum de la douleur et, lorsque celle-ci est limitée à la plante du pied, la zône de congestion active affecte des formes légèrement arrondies et régulières, comparables à des sections elliptiques ou coniques, bien figurées par W. Mitchell pour l'un de ses cas. La congestion est persistante dans un certain nombre de cas, mais le plus souvent elle se développe sous les mêmes influences que la douleur elle-même, marche, action d'un foyer de chaleur, exercice, etc. Si nous observons ce qui se passe soit lorsque le malade laisse pendre ses jambes, soit lorsqu'il prend la position debout, nous serons témoins d'un phéno-mène vraiment curieux : dans un laps de temps variant de quelques secondes à deux ou trois minutes, sans qu'il se produise auparavant d'ischémie, le pied malade devient gonflé et turgescent et les saillies formées par les ten-dons s'effacent complètement ; la coloration de la peau devient rosée et animée, s'accentue peu à peu, prend une teinte hortensia qui peut même devenir violacée ou pourpre foncée. Mais jamais cette coloration ne prend l'aspect livide et cyanosé que l'on observe dans la gangrène. Ces phéno-mènes de coloration étaient absolument typiques chez notre malade.

La turgescence si marquée que l'on observe alors porte sur le système circulatoire : les veines deviennent turgides et les artères battent violemment, du moins au début. Il sem-blerait, dit W. Mitchell, que l'on a placé une ligature autour du membre. Dans le cas que nous avons observé, la conges-tion portait sur tout le pied jusqu'à l'articulation tibio-tarsienne et principalement sur les orteils eux-mêmes et M. Straus comparaît justement ce gonflement à celui qu'on obtient en faisant une injection capillaire sur un membre plongé dans l'eau chaude.

Ces phénomènes si remarquables de paralysie vasculaire s'accompagnent de modifications thermométriques non moins intéressantes. La congestion semble active (W. Mitchell) et s'accompagne d'élévation de température. Malheureusement Weir Mitchell n'a presque pas fait de mensuration thermométrique et dans un de ses cas seulement, alors que le malade était presque guéri, il signale une différence de près de 3° entre les deux pieds. Dans le cas fort intéressant de M. Vulpian il est dit seulement que la peau devenait d'un rouge sombre et très chaude. Dans le cas de M. Allen Sturge, l'élévation de température était très manifeste : tandis que le pied en dehors des attaques ne marquait pas 75° F.(24° C.) au thermomètre à surface de Stewart, dès que la congestion se produisait la température s'élevait à 91° ou 94° F. 32°,7 à 34°,4 C.), ce qui fait une différence de 9 degrés centigrades en moyenne. Le cas que nous avons observé dans le service de M. Straus et sur lequel nous avons fait de nombreuses recherches thermométriques avec notre collègue et ami M. Tuffier, nous semble très-instructif à ce point de vue. Nous avons varié autant que possible les conditions dans lesquelles nous observions en prenant la température sur le malade, au repos, après une marche, debout ou couché, sous les couvertures ou à l'air libre, au sortir d'un bain de pieds froid, etc., et toujours nous avons constaté une différence extrêmement sensible. A l'exception d'une observation thermométrique où la différence avec le pied sain n'était que de 0°,5, nous avons toujours vu la température du pied gauche être supérieure de 2 à 3 degrés en moyenne, et dans un cas même elle atteignit 4°,7 de plus à gauche qu'à droite. Lorsque nous avons revu le malade tout récemment, la différence entre les deux pieds était encore de 2°,5.

Dans les cas les plus sévères, lorsque les malades sont au repos, les membres sont froids et pâles ; la congestion, d'ac-

Lannois. 2

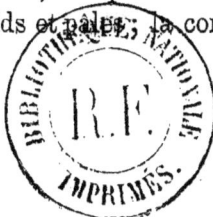

tive qu'elle était, est devenue passive et l'oxydation intime est évidemment moindre qu'à l'état normal. Dans le cas de Sturge les pieds étaient très froids objectivement et subjectivement dans l'intervalle des attaques.

Pour ce qui regarde la *sensibilité*, la région douloureuse est fort souvent sensible, mais ce n'est pas là un fait absolu ; la pression, comme nous l'avons vu, ramène ou exagère la douleur et fait apparaître la rougeur absolument comme la marche ou la station debout. La marche est d'ailleurs gênée d'une façon constante : le malade ne peut appuyer le pied sur le parquet et, dans certains cas, si on le force à rester debout, il n'est pas solide et vacille comme un ataxique. Pour marcher le malade appuie seulement sur le talon, se soutient aux meubles environnants ou parfois même fait usage de béquilles ou plus simplement d'un bâton. L'action d'appuyer sur les pieds est parfois si douloureuse que le malade se traîne sur ses mains et sur ses genoux lorsqu'il veut se déplacer dans sa chambre (Obs. IV).

Parmi les particularités que nous devons encore indiquer dans cet ordre d'idées, nous signalerons ce fait que beaucoup de malades sont obligés de protéger leurs pieds avec des cerceaux ou de les maintenir constamment hors du lit, autant pour ne pas avoir à supporter la chaleur que pour éviter le poids des couvertures. D'autres ne peuvent supporter qu'une simple pantoufle à leur pied ou mettent leurs pieds nus dans leurs bottines, même en hiver (A. Sturge).

D'autres enfin prennent des attitudes spéciales et parfois bizarres, comme celui de W. Mitchell qui, ayant les mains prises, les portait toujours croisées sur sa poitrine, la marche avec les bras pendant sur le côté, ramenant immédiatement la douleur et le gonflement.

La *sensibilité tactile, au froid et à la chaleur*, est généralement intacte. Lorsqu'il existe des troubles, ceux-ci consistent surtout en hyperesthésies. Le cas de Sigerson présente ceci de remarquable, que la sensibilité au froid était fort exagérée : tout ce que touchait le malade, le bois, le papier, etc., lui donnait une sensation de froid glacial.

Les *réflexes* sont également intacts ou parfois augmentés (Sturge). Le réflexe patellaire était normal chez notre malade, et il en était de même chez celui de Sturge et chez un malade de St. Mackensie dont nous dirons quelques mots plus loin.

Dans le plus grand nombre des cas les *muscles* ont conservé leur volume et leur action normale et répondent bien à l'électricité comme c'était le cas pour notre malade. Mais dans quelques observations il y a une diminution notable du volume des muscles et des modifications dans leurs réactions électriques. Chez un malade de W. Mitchell, les muscles de la jambe ne répondaient pas à un courant qui agissait très bien sur les muscles du bras. Dans le cas de Sturge, l'atrophie se compliquait d'un certain degré de dégénérescence ; les rhéophores du courant induit appliqués sur les muscles de la jambe indiquaient une diminution très marquée de l'excitabilité ; sur les nerfs, cette diminution était beaucoup moins marquée. Un résultat analogue était obtenu avec l'électricité voltaïque.

Les *troubles oculaires* sont mentionnés deux fois ; dans le premier cas, celui de Sigerson, M. Panas trouva un peu de congestion de l'œil gauche ; dans le second qui appartient à W. Mitchell, l'ophtalmoscope montra une légère dilatation des veines et une irrégularité de la papille dans l'œil gauche. Des *troubles de l'ouïe* consistant surtout en sifflements dans les oreilles ont été signalés : ils s'accompagnaient en général de poussées congestives du côté de la face au moment des accès, avec céphalalgie, vertiges, etc.

Enfin, dans deux cas qui se distinguent par leur marche

progressive et qu'il regarde comme l'état le plus grave auquel puisse aboutir la maladie, W. Mitchell a signalé des phénomènes de lésions spinales : atrophie, douleur en ceinture, diminution de la force musculaire, etc.

Si enfin on recherche quelle est la distribution de la paralysie vaso-motrice, on trouve qu'elle peut n'affecter que le membre inférieur, comme par exemple dans notre cas où elle était limitée au pied gauche, ou bien les deux pieds ou les deux mains, ou enfin les quatre membres à la fois.

Dans le cas où les deux membres inférieurs sont pris à la fois, les lésions et les troubles sont beaucoup plus accusés dans l'une des jambes ; il en est de même lorsque l'affection porte sur les quatre membres à la fois. Le cas de Sigerson offre encore ce point intéressant, que les membres inférieurs étaient atteints de constriction des vaso-moteurs tandis que les membres supérieurs offraient une dilatation des vaisseaux. En résumé la maladie semble toujours avoir une sorte de prédilection pour les membres inférieurs : peut-être faut-il invoquer là l'action de la pesanteur ou faire intervenir le *locus minoris résistentiæ* comme pour les varices, les ulcères de la jambe, etc.

Il est encore un fait que nous croyons utile de signaler, malgré son caractère négatif, à cause de son importance théorique considérable : c'est l'absence de toute altération de nutrition des tissus que l'on observe dans un très grand nombre de cas et qui était des plus manifestes chez notre malade. Pendant des mois, pendant des années, d'une façon continue ou intermittente, les parties affectées sont soumises à une congestion fluxionnaire parfois assez intense pour être regardée comme de l'inflammation par un observateur non prévenu, et cependant rien dans les organes ou dans les éléments anatomiques ne vient traduire les troubles nerveux et vasculaires. C'est là une preuve bien évidente que si les troubles angio-nerveux existent toujours dans l'inflammation, ils ne jouent qu'un rôle très secondaire dans ce processus morbide. L'importance de ce phénomène n'avait pas échappé à Graves qui le signale d'une façon expresse. D'ailleurs la clinique et l'expérimentation viennent encore ici se prêter un mutuel appui ; on sait en effet que Cl. Bernard et, après lui, un grand nombre d'expérimentateurs ont pu sectionner les branches du grand sympathique sans amener aucune altération dans la nutrition des tissus, bien que la congestion put être intense et généralisée, et qu'ils ont ainsi démontré que la paralysie des nerfs vaso-moteurs et les troubles de nutrition sont absolument indépendants.

Nous terminerons cet exposé symptomatologique par les observations que nous avons pu trouver sur ce sujet et nous commencerons par celle que nous avons recueillie dans le service de M. Straus et qui a été présentée par lui à la Société médicale des hôpitaux le 26 mars 1880.

OBSERVATION I.

V... François, employé de commerce, âgé de 35 ans, entre le 13 juin 1879 dans le service de M. Straus à l'hôpital Tenon, salle Saint-Augustin, lit n° 19, pour des douleurs rhumatismales.

C'est un homme de taille moyenne, vigoureux et bien musclé, intelligent, mais à idées un peu exaltées et dénotant un état nervosique un peu spécial.

Il a toujours joui d'une excellente santé jusqu'à l'âge de 24 ans. A cette époque, étant encore au service militaire, il eut à faire une longue marche à la suite de laquelle il ressentit au talon gauche une douleur assez vive avec un peu de rougeur et un gonflement très marqué. Quelques jours de repos firent disparaitre presque complètement ces accidents.

La légère douleur qu'il éprouvait encore dans le talon ne l'empêchait pas de marcher et de faire son service ; mais trois mois plus tard, ayant eu de grandes fatigues à subir, les douleurs reparurent, à la suite d'un refroidissement, dans le talon gauche, le coude et l'épaule du même côté. Il est à noter qu'il n'avait ni fièvre, ni gonflement des jointures. Son talon au contraire offrait cette particularité de gonfler beaucoup lorsqu'il avait marché pendant quelque temps, ce qu'il faisait d'ailleurs difficilement, et de présenter un aspect absolument normal lorsqu'il était reposé. Le cas était certainement embarrassant car il fut examiné par plusieurs collègues du médecin traitant qui ne purent se mettre d'accord ; faute de mieux on s'arrêta au diagnostic de douleurs névralgiques. Son état s'améliora plus lentement cette fois que la première et c'est seulement après trois mois de convalescence qu'il put reprendre son service au régiment.

Envoyé en Afrique en 1871, il vit reparaître ses douleurs dans le talon ; elles s'étendirent cette fois à presque toute la face plantaire du pied en présentant toujours les mêmes caractères, mais elles furent beaucoup plus persistantes. Un séjour de un mois aux bains de Baréges améliora considérablement sa situation, mais ne fit pas complètement disparaître la douleur car il fut encore atteint en 1873. Il fut soigné à Lyon par la propylamine, la teinture de colchique et l'iodure de potasisum.

Depuis cinq ans il demeure à Paris où il fait des courses comme employé de bureau. Il a eu assez souvent à souffrir de privations et il loge dans une mansarde humide et mal close. D'ailleurs il n'a jamais éprouvé dans le pied depuis cette époque que des douleurs insignifiantes qui n'ont pas empêché son travail.

Quand nous aurons ajouté que ce malade a souffert de quelques gonorrhées et qu'il a fait quelques excès alcooliques pendant son séjour en Afrique, nous aurons énuméré tous ses antécédents morbides. Il nie tout antécédent syphilitique.

C'est il y a une huitaine de jours qu'il a été pris des douleurs qui le font entrer à l'hôpital. Actuellement il se plaint de douleurs dans l'épaule droite et dans le pied gauche. L'épaule ne présente rien autre qu'un peu de douleur et de gêne dans les mouvements. Le pied au contraire est gonflé, rouge, chaud, douloureux, spontanément et à la pression. Les mouvements du pied en totalité ne sont nullement gênés, mais ceux de l'articulation médiotarsienne et des orteils quoique possibles sont un peu douloureux. Depuis le début il n'a eu aucune apparence de fièvre, le pouls est régulier, de fréquence normale, il n'existe pas de bruits morbides au cœur. L'appétit est bon, les fonctions intestinales régulières. On lui ordonne 6 gr. de salicylate de soude.

Le 17 juin. Depuis trois jours le malade va beaucoup mieux et aujourd'hui il peut même marcher.

Le 28. Les douleurs du pied ont presque complètement disparu et le malade n'était plus considéré dans le service que comme ayant un rhumatisme de l'épaule passant à l'état chronique car les mouvements étaient encore gênés d'une façon assez notable, lorsque M. Straus fut frappé des curieux phénomènes suivants sur lesquels il appela immédiatement notre attention.

Lorsque ce malade est couché, les orteils et le pied gauches, jusqu'à l'articulation tibio-tarsienne, sont le siège, les orteils surtout, d'un *gonflement et d'une turgescence très marqués*. La saillie des tendons extenseurs qui est nettement accusée sur le pied droit est au contraire entièrement masquée à gauche.

Cette tuméfaction s'accompagne d'une légère *coloration* rosée de la peau, coloration qui devient beaucoup plus marquée, d'un *rouge hortensia* et comme phlegmoneuse, quand le malade laisse pendre ses jambes hors de son lit. En même temps, le gonflement augmente d'une façon très notable, portant surtout sur les orteils et la face antérieure du pied, ne dépassant toujours pas l'articulation tibio-tarsienne.

La position debout accentue encore ces symptômes en même temps qu'on constate *une élévation très marquée de la température*. Le dos et la plante du pied, les orteils du côté gauche sont notablement plus chauds que les parties correspondantes du pied droit dont la température forme un contraste frappant avec celle du côté malade.

Les deux jambes présentent au toucher des températures sensiblement égales.

Enfin, quand on fait faire quelques pas au malade tous ces phénomènes atteignent leur maximum ; la tuméfaction augmente encore et la coloration devient violacée. Mais il faut bien noter que ce ne sont là que des degrés et que ces symptômes se montrent *aussitôt* que le malade laisse pendre ses jambes hors de son lit ou se tient debout.

En même temps la *marche est douloureuse*, le malade ne peut s'appuyer sur la plante du pied et sur l'avant-talon et est obligé de marcher sur le talon. La pression réveille à peine de douleur et les mouvements de toutes les articulations sont parfaitement libres.

La sensibilité au contact et à la douleur est intacte. Les corps froids lui paraissent plus froids à gauche qu'à droite, ce qui n'a rien qui doive étonner. Comme sensation subjective, le malade dit éprouver dans le pied des *fourmillements* et une sensation d'engourdissement.

Il n'y a aucune parésie motrice.

Le 3. Le malade est absolument dans le même état que le jour du premier examen. La température est prise à la face dorsale des pieds, entre le premier et le deuxième métatarsien. On se sert du même thermomètre pour les deux pieds et on le maintient fixé au moyen d'une couche d'ouate et une bande. Notons que le malade vient de marcher et a été maintenu assez longtemps debout.

Température : à droite, 30,7 ; à gauche, 33,8. Différence, 3,1.

La température de l'aisselle est normale à 36,2.

Le 5. Après une marche de quelques minutes, le malade étant couché sur son lit, le thermomètre donne :

A droite, 33,4 ; à gauche, 35,2, différence : 1,8.

Après une heure de repos dans la position horizontale, on prend à nouveau la température, les pieds étant pendants et l'on trouve :

A droite, 31.2 ; à gauche, 32,7, différence : 1,5.

Le 6. La température est prise au repos dans la situation horizontale avec le thermomètre à températures locales de Redard et l'on trouve :

A droite, 30° ; à gauche, 32° ; différence : 2°.

Le 7. La température est encore prise avec le thermomètre de Redard ; le malade ne s'est pas levé ce matin et il a les pieds recouverts d'une grosse couverture qui, d'après son dire, rend son pied plus brûlant que d'habitude. On trouve en effet :

A droite, 31,9 ; à gauche, 35,3 ; différence : 3,4.

On lui fait alors sortir les pieds hors des couvertures et environ un quart d'heure après, la rougeur et le gonflement s'étant un peu dissipés, on prend à nouveau la température et l'on a :

A droite, 28,5 ; à gauche, 29° ; différence : 0,5.

Le 9. N'ayant plus à notre disposition le thermomètre de Redard, qui d'ailleurs n'est pas d'un emploi très facile pour prendre les températures de la surface cutanée, nous employons à nouveau deux thermomètres ordinaires donnant des indications très comparables. La température est prise hors du lit dans la station verticale :

A droite, 29,7 ; à gauche, 32,4 ; différence : 2,7.

Le 16. La température est prise sous les couvertures dans les mêmes circonstances que le 7 juillet ; cependant il faut noter que le malade est resté ce matin assis sur sa chaise pendant au moins une heure et qu'il ne s'est couché que vingt minutes environ avant la visite :

A droite, 30,2 ; à gauche, 34,9 ; différence : 4,7.

Le 25. La température est prise dans la station verticale, les pieds recouverts de sa couverture :

A droite, 31,6 ; à gauche, 34,6 ; différence : 3°.

Le 26. Depuis quelques jours on a appliqué à différentes reprises le courant constant à la jambe et au pied de ce malade en variant la position relative des pôles. La situation n'a été modifiée en aucune façon. Aujourd'hui on électrise son pied avec le courant faradique ; la sensibilité électrique ne semble pas altérée et les contractions musculaires du pédieux et des muscles de la plante se font normalement. L'électrisation (3 ou 4 minutes) a amené une rougeur très intense de toute la face dorsale du pied ; la température prise immédiatement après donne :

A droite, 31,3 ; à gauche, 35,2 ; différence : 3,9.

6 août. Le malade est toujours dans le même état, mais cependant il y a une amélioration sensible dans la rougeur et le gonflement qui depuis quelque temps sont beaucoup moins marqués. La douleur est également moins vive et le malade peut maintenant sans trop de souffrances se tenir debout

et appuyer la plante du pied sur le parquet. Aujourd'hui, après avoir pris la température sur les draps, ce qui donne :

A droite, 32,7 ; à gauche, 35° ; différence : 2,3,

on met les deux pieds du malade dans un bain d'eau froide à 14° environ. Aussitôt dans l'eau le pied gauche devient extrêmement gonflé et d'une coloration violacée ; au bout d'un quart d'heure, les pieds sont bien essuyés, le malade remis dans la position horizontale et les thermomètres appliqués. Dix minutes après on trouve :

	Côté sain.	Côté malade.	Différence.
11 heures	24,1	25,1	1°
11 h. 1/4	24,5	26°	1,5
11 h. 1/2	24,5	27°	2,5
11 h. 3/4	26°	30°	4°
12 heures	28,5	32,5	4°
12 h. 1/4	31°	34,5	3,5
12 h. 1/2	32°	34,9	2,9

Le malade a conservé les thermomètres jusqu'à 1 heure 1/4 ; à ce moment ils marquaient :

A droite, 31,8 ; à gauche, 34,6 ; différence : 2,8.

Nous devons dire ici que toutes ces observations thermométriques ont été faites soit avec le même thermomètre, soit avec deux thermomètres qui donnaient des indications à peu près identiques. D'ailleurs pour plus de sûreté, nous avons plusieurs fois dans nos recherches changé les thermomètres de pied après une première lecture du niveau mercuriel ; dans ce cas nous avons pris la moyenne des deux observations.

Dans l'histoire de ce malade nous avons complètement laissé de côté les phénomènes qu'il a présentés à l'épaule. Les mouvements devinrent presque impossibles comme si l'épaule avait été ankylosée et le deltoïde s'atrophia d'une manière très notable. Une série de badigeonnages iodés et de vésicatoires, quelques bains sulfureux, ne produisirent aucune amélioration notable ; il n'en fut pas de même de l'électrisation avec le courant faradique qui a ramené assez rapidement quelques mouvements dans l'article. Actuellement, bien que le mouvement d'adduction soit encore très gêné il est cependant possible et l'amélioration est très marquée.

Le 25. Du côté du pied les phénomènes congestifs ont beaucoup diminué (rougeur et gonflement) ; la douleur est également très atténuée et le malade marche avec une facilité relative. Cependant la différence de température persiste ; sous les draps on trouve aujourd'hui :

A droite, 31,7 ; à gauche, 33,4 ; différence : 1,7

Le 30. Le malade quitte l'hôpital à ce jour pour aller à Vincennes.

7 mars 1880. Au mois de novembre dernier ce malade nous fit savoir que

son état s'était beaucoup amélioré sous l'influence de douches de vapeur qu'on lui avait données à Vincennes et qu'il avait continuées au dehors. Bien qu'il persistât un peu de raideur dans son bras, tous les mouvements étaient possibles. Quant à son pied il avait repris ses occupations ordinaires et pouvait faire de longues marches sans être incommodé. Désireux de nous en rendre compte par nous-même nous l'avons vu aujourd'hui et nous avons pu nous convaincre que son dire n'était pas exagéré. Les mouvements sont parfaitement revenus dans le bras droit, il est chaussé de bottines étroites et vient de faire à pied le trajet de Montmartre à Ménilmontant. Le pied gauche offre une coloration rosée peu accusée, mais cependant très évidente lorsque l'on compare les deux pieds et, en appliquant deux thermomètres comparables à 2/10 de degré près, nous trouvons :

A droite, 29,5 ; à gauche, 32° ; différence : 2,5 ;

résultat qui ne laisse pas que d'étonner notre malade pour qui toute trace de son ancienne affection avait disparu. La sensibilité est intacte ainsi que les réactions électriques. La santé générale est d'ailleurs excellente ; notons cependant qu'il souffre parfois dans le côté gauche de quelques douleurs qui nous semblent avoir un caractère névralgique. Enfin le malade nous fait observer de lui-même que la chaleur lui est contraire ; il ne s'est pas chauffé les pieds durant tout cet hiver.

L'observation suivante, empruntée au mémoire de W. Mitchell, est absolument caractéristique et peut être regardée comme un type de la maladie.

OBSERVATION II.

Le malade, un marin, âgé d'environ 40 ans, fut frappé d'insolation pendant qu'il était au service maritime des Etats-Unis sur la côte d'Afrique. Peu de mois après il eut une violente attaque de fièvre comme il en règne sur la côte, et de cette époque semble dater un état de faiblesse du cœur avec un bruit de souffle systolique à la pointe. Il entra à Norfolk Hospital huit mois après sa fièvre et y séjourna pendant tout l'hiver. Déjà depuis le commencement de l'année précédente il avait commencé à éprouver des douleurs sourdes et profondes d'abord dans le pied gauche, puis peu après dans le droit. C'était une douleur profonde semblant avoir son siège dans l'intérieur même du pied entre la plante et le coude-pied.

Au début, et cela pendant trois mois, *la douleur ne s'accompagnait pas de gonflement,* mais en avril ce nouveau symptôme commença à être observé mais seulement après beaucoup d'exercice.

La maladie fit de rapides progrès et lorsque je vis cet homme, en juin, on état n'était pas moins étrange que digne de pitié. C'était un individu bien bâti et vigoureux, à face fortement colorée; son appétit et sa digestion étaient bonnes, les fonctions intestinales se faisaient régulièrement et son urine était de tout point normale, sauf un léger mais constant dépôt d'urates.

Il me dit qu'il ressentait de la douleur dans les pieds aussitôt qu'il essayait de marcher, mais qu'il se trouvait parfaitement bien tant qu'il restait au repos dans son lit.

Ce cas tel qu'il m'était raconté était si nouveau pour moi, que je refusa d'abord d'ajouter foi à ces assertions et que, en conséquence, j'envoyai le malade se promener dans les escaliers et sur le préau jusqu'au moment où je le ferais appeler, ce que je fis une heure après lorsque ma visite fut complètement terminée.

Il fit son entrée dans la salle avec la démarche de quelqu'un dont les pieds sont très sensibles. En examinant ses deux extrémités, je les trouvai gonflées. La pression déterminait à peine de marques, mais les pieds étaient rendus pourpres par la congestion, de tous côtés les veines étaient notablement dilatées et les artères battaient visiblement.

Le malade dit que le pied tout entier était brûlant et douloureux, mais au-dessus des chevilles il n'y avait ni gonflement, ni rougeur, ni douleur.

Dans d'autres occasions, je l'examinai dans son lit et je le fis se lever et se tenir debout pendant quelque temps. Presque immédiatement, sans pâleur antérieure, les pieds commençaient à se remplir de sang, et après un quart d'heure, ou même moins lorsqu'il marchait, la douleur apparaissait, le gonflement augmentait au point qu'il était forcé de se recoucher presque aussitôt.

Il était très affirmatif sur ce point, que la *douleur avait apparu longtemps avant qu'on pût observer le gonflement et la rougeur* et je suis tout disposé à croire à la véracité de ses assertions. Lorsque l'automne arriva et que le temps devint froid, je pus vérifier une autre de ses affirmations, à savoir que la chaleur augmentait et que le froid diminuait ses souffrances.

De fait il se servait habituellement de pantoufles, sans bas, et tandis que les jours froids il pouvait se promener une heure avant que la douleur ne devint considérable, pendant la saison chaude il suffisait de quelques instants pour amener ce résultat. Un bain de pied chaud avait le même effet et un bain froid était le seul moyen procurant un rapide soulagement. Une longue série de moyens thérapeutiques fut expérimentée sans lui apporter aucun soulagement permanent.

L'usage local du froid, ou alternativement du froid et de la chaleur, les bandages, les lavages sédatifs, eau blanche et laudanum, les sangsues et les vésicatoires, la digitale, l'arsenic, les toniques, tout en un mot resta sans résultat dans ce cas, si bien qu'à la fin, se trouvant un peu mieux grâce au froid d'un hiver prématuré, il quitta l'hôpital sans que j'aie jamais connu l'issue de sa singulière histoire.

Les deux observations suivantes, également empruntées à W. Mitchell, constituent ce qu'il appelle les formes les plus graves de la maladie qui sont beaucoup plus rares, et qui surviennent lorsque rien ne vient arrêter la marche envahissante et progressive de l'affection angio-paralytique.

Observation III.

C. R..., âgé de 35 ans, célibataire, américain. Le malade a perdu son bras droit durant la guerre, dans l'année 1862, et depuis cette époque a perdu graduellement ses forces. Il n'a pas été soumis à des marches forcées tandis qu'il était soldat et il nie toute infection vénérienne.

Il attribue son indisposition, comme cause indirecte, à une *vie de misère*, et comme cause directe, à une *continence prolongée*.

En 1864, il eut une attaque de fièvre typhoïde à la suite de laquelle il conserva une diminution de la vision, de sorte qu'une lecture un peu assidue amenait des maux de tête.

En 1872, il fut examiné à l'ophthalmoscope par Liebreich qui lui trouva de l'hypermétropie et lui donna des verres pour remédier à cette affection.

Quelque temps avant cette dernière date le malade commença à éprouver une douleur brûlante dans les plantes de ses deux pieds lorsqu'il marchait; s'il s'obstinait à essayer de marcher, les pieds devenaient rouges et gonflés et finalement semblaient avoir été couverts de vésicatoires.

La marche lui causait aussi une douleur dans le dos. Durant les temps froids il se portait assez bien, pourvu qu'il ne fit aucune tentative pour marcher; mais par les températures élevées ses pieds le faisaient souffrir d'une façon presque continue, et pour trouver un peu de soulagement, il était obligé de recourir aux applications froides. Cet état se continua sans grand changement jusqu'en août 1875, époque à laquelle il fit un faux pas, sentit manquer son coude-pied droit sous lui; avant même qu'il fût guéri de cette entorse un accident semblable lui arriva au coude-pied gauche.

Quelques jours après, comme il était appuyé sur sa main, le poignet manqua aussi tout à coup et peu de temps après il commença à ressentir dans la main une sensation de douleur brûlante, particulièrement lorsqu'il appuyait sur la face palmaire.

L'usage de sa main lui causait également une vive douleur, après quoi cette main devenait faible et flasque ; elle devenait alors gonflée dans sa totalité et les doigts en particulier devenaient rouges.

La douleur que nous avons déjà mentionnée aux deux portions plantaires des pieds était d'abord limitée à la partie située au-dessous des articulations métatarso-phalangiennes, mais, vers 1876, elle commença à s'étendre vers la partie extérieure des pieds et finalement apparut sur le dos du pied droit.

La pression sur cette région n'a jamais causé de douleur si ce n'est lorsque le malade souffrait d'une attaque beaucoup plus forte qu'à l'ordinaire.

Vers cette époque enfin la douleur se montra plus haut à la partie externe de la jambe droite. Les talons ne furent jamais le siège d'aucune douleur.

En novembre 1876, lorsque ces notes furent prises, l'état de cet homme était le suivant :

Le malade a l'apparence d'une bonne santé, l'appétit et la digestion vont bien, les fonctions intestinales sont régulières. Marcher lui cause une telle souffrance qu'il ne l'essaie que rarement mais reste continuellement assis avec les pieds élevés et arrangés de façon à rendre sa situation supportable.

Lorsqu'il est au lit il met fréquemment ses pieds hors des couvertures pour les maintenir froids. Après une nuit de repos il souffre peu, mais la douleur réapparait aussitôt qu'il s'est levé. Il a obtenu plus de soulagement par les applications froides que par tout autre procédé.

La station debout même pendant un temps très court amenait immédiatement l'engorgement sanguin et le gonflement des pieds. Ceci est surtout marqué à l'extrémité des orteils. Cette position cause une douleur intense et brûlante à cette partie de la plante que nous avons déjà mentionnée, mais n'occasionne aucune douleur au dos, comme cela avait lieu quelques années auparavant. Le pied droit était plus sérieusement atteint que le gauche. Il n'y a rien de spécial à noter dans son moignon et il ne se plaint d'aucune douleur ni dans ce moignon ni dans le bras ou la main perdue. Toute pression sur la face palmaire de la main gauche amenait une vive douleur et une rougeur locale avec gonflement ; il en était de même pour toute tentative de saisir un objet. Cependant on ne découvre aucune paralysie des muscles de la main ou du bras. Il pouvait pousser avec sa main étendue sans souffrir. On remarquait aussi une sudation excessive de la main. La croissance des ongles des doigts ne semble nullement affectée et il en est de même pour ceux des orteils. Il n'y a pas d'autres symptômes cérébraux que le mal de tête après la lecture, pas de points sensibles le long de la colonne vertébrale ; l'examen du cœur, des poumons, de l'urine donne des résultats absolument négatifs.

Le malade avait très rarement d'émissions séminales, pour préciser, environ trois seulement dans le courant d'une année. L'application du courant constant aux pieds dans les points où ils étaient rouges, amenait dans cette partie une pâleur qui persistait beaucoup plus longtemps que celle produite par la simple pression. On lui ordonna le massage qui sembla d'abord apporter quelque soulagement, mais l'amélioration fut de courte durée.

On lui ordonna des applications chaudes sur la colonne vertébrale, le courant galvanique pour ses pieds, de la digitale et de la teinture ferrique à l'intérieur. Après cela le malade fut perdu de vue jusqu'au 31 janvier 1878, époque à laquelle fut pris le reste des notes qui suit. Il était à cette époque à l'Institution hydrothérapique Elmira de New-York. Les notes suivantes malgré leur brièveté furent obtenues avec beaucoup de difficulté, eu égard à sa position et à ce fait que ceux qui l'entouraient connaissaient peu de chose, pour ne pas dire rien, de son histoire avant ou après son entrée à l'institution.

Le malade entra dans cet établissement en juillet 1877, et il semble qu'à cette époque il ait été capable de faire quelques pas avec l'aide d'une béquille ; mais cela amenait presque immédiatement une douleur intense dans la plante de ses pieds, dans son dos et dans sa main. Pour diminuer cette dernière souffrance, autant que possible, il tenait sa béquille étroitement serrée entre son bras et son côté en se servant aussi peu que possible de sa main.

Son bras droit ayant été amputé auprès de l'articulation de l'épaule rendait la progression très difficile d'autant plus que la position droite amenait également des douleurs dans la tête et de soudaines attaques de vertige.

En marchant, on remarqua qu'il trainait un peu la jambe droite, mais aucune autre paralysie ne fut observée.

En novembre son caractère commença à changer et, au lieu de continuer à aimer la compagnie et la conversation, il devint morose et désireux de solitude. Les facultés de conversation l'abandonnèrent aussi et il ne répondait plus que par monosyllabes. Depuis il est resté au lit.

Depuis juillet, il a eu 7 convulsions dans lesquelles il devint rigide, fut peu convulsé, n'eut pas d'écume à la bouche et ne se mordit pas la langue. Les attaques semblaient être bilatérales. Pendant quelques jours après ces attaques, le malade restait comme endormi et durant ces périodes on nota de temps à autre un peu de strabisme.

Il est couché dans son lit, la face en bas et un peu sur son côté droit. C'est la position qu'il garde presque tout le temps, toutes les autres amenant de la douleur dans la région dorsale et dans ses cuisses, sur le trajet des nerfs sciatiques. Le poids des couvertures lui est si insupportable qu'on est obligé d'employer un cerceau pour empêcher qu'elles ne touchent son dos. Il y a bonne apparence, son appétit est bon et sa langue nette. Cependant il est d'habitude un peu constipé.

La peau est sèche et froide et il y a une desquamation furfuracée de l'épiderme. Ses conjonctives sont congestionnées. Cependant il prétend que sa vue n'est pas affectée, bien qu'il porte de puissants verres convexes; il n'y a pas de nystagmus; ses pupilles sont larges, égales, et réagissent promptement sous l'influence de la lumière.

Il dit que de temps à autre sa bouche est tirée du côté droit quoiqu'au moment où ces notes sont prises elle semble un peu tirée à gauche. Il n'y a pas de déviation de la langue ni de tremblement.

Sa parole est hésitante, très basse et comme chuchotante.

Il répond à toutes les questions avec un ennui évident et par monosyllabes; toutefois il répond raisonnablement, mais l'effort qu'il est obligé de faire est probablement considérable et le fatigue aussitôt. Il dort presque continuellement.

Il y a un œdème marqué du corps et des extrémités inférieures; le doigt y détermine une dépression. Toute pression sur la région dorsale ou lombaire de la colonne vertébrale, ou sur la partie externe des cuisses et sur les pieds, amène de vives souffrances. Il ressent également de la douleur par la pression sur le cuir chevelu, la partie postérieure du cou, les épaules, les mains, l'avant-bras jusqu'au coude; la partie supérieure du bras n'est pas douloureuse. Il y a parfois des douleurs spontanées dans son moignon mais l'inspection n'y fait découvrir rien de particulier.

Sa main est extrêmement froide et l'extrémité des doigts est considérablement cyanosée. Les doigts, depuis la seconde ligne de jointure jusqu'à l'extrémité, sont luisants; les ongles poussent. Il est complètement incapable de saisir quoi que ce soit avec sa main.

Il existe des douleurs spontanées dans la plante des pieds, particulièrement lorsqu'ils sont au chaud, et la pression cause de la douleur lorsqu'elle est faite sur la plante ou le dos des pieds mais non sur les orteils.

Il y a une légère vésication à la partie externe du pied et du coude-pied, mais elle n'est le siège d'aucune douleur spéciale.

A la main les pieds sont froids et un thermomètre à surface appliqué, sur les pieds quelque temps, ne monte pas à 70° F. (21° C.), le degré le plus inférieur de l'échelle. Sous la langue la température est de 99° 1/2 F. (37,5 C.).

De la région douloureuse du dos s'irradie une douleur autour du corps et le malade la compare à la sensation d'une corde liée autour de lui. Des applications froides sur le dos le soulagent considérablement et pour améliorer autant que possible sa position, la température de la chambre est maintenue très basse.

La sensibilité semble bien conservée aux pieds et les impressions sont nettement définies; la différence entre le froid et le chaud est aussi appréciée. Le corps tout entier, excepté la tête, est le siège d'un léger tremblement qui s'augmente beaucoup par les mouvements volontaires. Les muscles peuvent être réunis à volonté mais l'effort cause un épuisement rapide. La jambe droite semble être un peu plus faible que la gauche.

La contractilité électrique des muscles au courant induit semble normale au bras; mais le même courant n'amène pas de réaction dans les jambes; un courant plus fort cause un spasme général des extrémités inférieures.

Le malade n'a jamais d'émissions séminales ni de priapisme.

Il y a parfois des palpitations de cœur; l'examen fait découvrir de la faiblesse de l'impulsion cardiaque et un léger murmure systolique qu'on entend mieux vers la pointe. Le pouls est à 100 par minute. L'examen des poumons donne un résultat négatif.

A l'ophthalmoscope, légère dilatation des veines et irrégularité dans la forme de la papille, mais pas d'engorgement dans l'œil gauche; la papille semble plus blanche qu'à l'état normal.

Cet examen a été fait avec de grandes difficultés et n'est donc pas positif.

Il urine facilement et en quantité normale; cette urine est pâle, très légèrement acide et par le repos laisse se former un sédiment peu abondant et floconneux qui cependant s'éclaircit par la chaleur. Il n'y a pas d'albumine, ni par la chaleur, ni par le réactif de Heller; le microscope ne fait découvrir aucun cylindre.

Observation IV.

J.-P. S..., âgé de 58 ans, né à Philadelphie, ancien ouvrier en fer. L'histoire de la famille de ce malade est exceptionnellement bonne, ses parents vivant tous jusqu'à un âge avancé; pas de maladie héréditaire. A l'exception d'une attaque de dysenterie il y a 22 ans, le malade a toujours joui d'une excellente santé jusqu'au commencement de l'affection présente. C'est un homme tempéré qui nie toute tache d'infection vénérienne. Il s'est marié il y a trente-trois ans; il a eu huit enfants, dont le plus jeune est né il y a dix-sept ans, et qui sont tous vivants et bien portants. Ce fut un rude travailleur et son travail demandait beaucoup d'exercice musculaire, car il avait à se servir du marteau de forge ; comme conséquence il était forcé de se tenir presque toujours debout. Depuis de nombreuses années il a cessé de se livrer à un travail manuel.

En juin 1873, il nota une sensation brûlante à l'extrémité des deux gros orteils ; elle survint à la fin d'une journée d'un travail pénible, mais elle disparut bientôt lorsqu'il se fut reposé. A l'inspection on ne voyait rien, mais les tissus semblaient quelque peu indurés à l'extrémité des orteils et la pression sur ces points était douloureuse. L'usage habituel du pied ne donnait naissance à aucune souffrance. Cet état dura sans changement pendant six semaines puis disparut.

En février 1876, à la suite sans doute de fatigues excessives à l'Exposition, et après être resté exempt de toutes douleurs depuis 1873, il commença de nouveau à souffrir dans ses deux gros orteils ; le droit était le plus douloureux. Deux semaines plus tard la douleur s'étendit depuis l'orteil droit, à travers la plante et au-dessous des articulations métatarsophalangiennes, au côté droit du pied ; toute pression sur cette partie était très pénible, et la station debout avec ses souliers devint presque insupportable. L'orteil gauche à cette époque ne lui causait que fort peu de tourment ; le repos au lit faisait disparaître le mal comme auparavant. Il ne se produisit aucun changement digne d'être noté jusqu'au mois de décembre où la douleur dans le pied droit devint beaucoup plus sévère et où il remarqua pour la première fois la rougeur du pied droit, le gonflement des veines et un léger œdème de l'orteil ; ce dernier symptôme existait aussi mais à un moindre degré à l'orteil gauche.

Vers le mois d'avril 1877 la douleur avait envahi le talon droit laissant la partie interne de la voûte plantaire absolument libre. Il était maintenant obligé d'élever son pied pour obtenir quelque bien-être. Il décrit cette douleur comme excessivement brûlante, la comparant à celle que ressentirait un pied placé tout près d'un poêle chauffé au rouge. Peu après il commença à s'apercevoir de taches où la coloration de la peau était changée, particulièrement vers la partie antérieure de la plante droite, à l'endroit où la douleur était le plus intense ; en juin ces taches se voyaient sur le talon droit et un peu plus tard elles apparurent simultanément avec la douleur à la partie externe du dos du pied.

Au commencement de l'été il commença à se plaindre de vertiges, de congestions de la face, d'injections des conjonctives et de tintements d'oreilles ; ce dernier symptôme était très désagréable et ressemblait à un sifflet à vapeur. Outre ces symptômes il commença à souffrir d'une perte de mémoire, il avait de grandes difficultés pour choisir les mots propres à exprimer sa pensée, faisait beaucoup de bévues et s'en apercevait aussitôt qu'il les avait faites. En même temps il avait perdu un peu la faculté de contrôler les mouvements de la langue. L'amnésie ne dura qu'une semaine, mais les autres symptômes persistèrent environ deux mois.

Peu après l'amnésie (dans la seconde partie de juillet) il eut de la parésie du bras droit et de la jambe; elle dura une semaine, ne fut pas accompagnée de douleurs ni de formications, et le malade ne se souvient d'aucune paralysie faciale; il n'y avait pas non plus de perte de contrôle sur les sphincters.

En août il eut une violente attaque de dysentérie tandis qu'il était à Atlantic-City où il avait été pour se remettre. Elle dura trois semaines et durant tout ce temps il fut complètement exempt de toute douleur dans les pieds.

En octobre la douleur devint plus intense pendant la nuit. Un *électropathe* lui fit appliquer le courant induit, tous les jours pendant six semaines, deux heures par jour, les pôles étant promenés sur toute la surface du corps. Tout d'abord cela lui procura du soulagement pour trois ou quatre heures de la nuit environ; mais à la fin de cinq semaines de traitement la douleur qui auparavant était limitée à l'orteil gauche commença à s'étendre, à travers la plante et au-dessous des articulations métatarso-phalangiennes, vers le petit orteil, et elle devint alors excessivement intense. Lorsqu'il voulait faire quelque mouvement dans sa chambre il était forcé de *se traîner sur ses mains et sur ses genoux*, tandis qu'auparavant il pouvait circuler à l'aide d'une béquille et d'une canne.

Vers le 7 décembre une douleur violente semblable à un froid devint générale sur tout le corps et dura dix jours. Vers cette époque il s'aperçut qu'il avait un peu perdu son action sur sa vessie.

L'huile de foie de morue lui fut ordonnée en même temps que des massages journaliers; presque immédiatement la douleur commença à diminuer et en trois jours elle abandonna complètement le pied gauche.

Une application constante du courant (quatorze éléments avec courant descendant) le 31 décembre, causa peu ou pas de sensation au moment même, mais en peu d'heures la souffrance devint beaucoup plus intense et s'étendit à la jambe droite jusqu'à la hanche; elle apparut de nouveau au pied gauche. Cette exacerbation dura trois jours; la douleur a entièrement quitté le pied gauche qui depuis cette époque a été de mieux en mieux. A différentes époques il y a eu quelques légères secousses dans la jambe droite, particulièrement lorsque la douleur avait été intense.

Je vis cet homme pour la première fois en décembre 1877, en consultation avec le professeur Wm. Pancoast.

Son état à ce moment était le suivant : le malade est un homme maigre, mais d'excellente apparence; son appétit est bon et ses fonctions intestinales se font régulièrement. La douleur existe dans les pieds principalement lorsqu'ils sont suspendus; la pression cause une vive douleur sur cette région et la station debout est presque insupportable.

L'examen montre une légère rougeur du pied droit et quelques taches sombres d'environ un quart de pouce de diamètre chacune, situées principalement vers la partie antérieure de la plante.

Il y a aussi de l'amaigrissement de la jambe droite. Le cou-de-pied, le mollet, la cuisse du côté gauche, mesurent respectivement 7, 11 et 16 pouces 1/2 (0^m,189, 0^m,297, 0^m,445), tandis qu'aux points correspondants la jambe droite mesure 6 1/2, 9 3/4 et 15 pouces 1/4 seulement (0^m,178, 0^m,364, 0^m,412); il y a une apparence bien nette d'atrophie avec une remarquable flaccidité des muscles. L'abaissement du pied droit cause une distension très marquée des veines superficielles et une congestion intense de la peau; cet abaissement, comme nous l'avons déjà mentionné, amène une vive douleur. La température du pied droit est décidément plus élevée que celle du pied gauche.

La sensibilité est normale sur le pied gauche, mais il semble qu'il y ait un peu d'hyperesthésie sur la plante droite même aux attouchements les plus légers, une sensation *indescriptible* étant causée par le toucher des points sombres avec un corps pointu.

La sensibilité sur le reste du pied et sur la jambe semble normale.

L'appréciation du froid et de la chaleur semble parfaite aux deux pieds.

La contractilité électrique des muscles semble normale à la jambe et au pied gauches, tandis qu'à droite elle paraît manifestement accrue malgré l'amaigrissement. Il n'y a pas de paralysie faciale et la langue n'est pas déviée. La main droite serre un peu plus fortement que la gauche; il n'y pas d'amaigrissement.

Il n'y a pas de douleur en aucun point de l'épine et le malade est capable de se tenir debout, parfaitement solide, avec les yeux fermés pendant quelques instants, puis il survient un manque de solidité causé par la douleur.

Je vis ce malade environ deux semaines plus tard et le trouvai au lit avec ses couvertures soulevées au-dessus de lui au moyen d'une cage de demi-cerceaux. L'apparence congestionnée des régions douloureuses de la plante était remarquable. L'augmentation soudaine de la douleur et le gonflement des vaisseaux lorsqu'il prenait la position debout était aussi notable qu'auparavant; la pâleur rapide lorsque les jambes étaient soulevées ne me semblait pas moins intéressante. La pression sur le nerf sciatique droit augmente soudainement la sensation de brûlure.

Comme il était manifestement maigre et pâle on fut d'avis qu'il devait continuer à prendre du fer dialysé et de l'huile de foie de morue et qu'on ferait journellement des massages, comme auparavant, sur les pieds et les jambes. On lui mit aussi des ventouses sèches sur la colonne vertébrale.

L'amélioration sous l'influence de ce traitement fut presque soudaine et a continué. Aujourd'hui, 17 février 1878, il vint me voir et me dit qu'il se portait mieux qu'il ne l'avait fait depuis un an; il faut se rappeler cependant qu'une fois déjà il a été amélioré et qu'il est retombé à nouveau. Il me dit que sa jambe droite amaigrie grossit et certainement ce qu'il a gagné en chair et en couleur est très satisfaisant.

Le Dr Morris J. Lewis au soin duquel je dois les notes de ce cas, essaya le 16 février d'étudier sa température ; malheureusement le malade était déjà mieux. Cependant je donne le résultat; le Dr Lewis dit : « J'ai maintenu le thermomètre exactement en position, toutes les fois que j'ai pris une observation, pendant plus de quinze minutes. Lorsque le malade était dans son lit la température de la plante droite était de 96 4/5 F. (36° C.), la plante gauche était froide et visqueuse et n'atteignait pas 93° (33,8 C.) le degré le plus inférieur du thermomètre qui avait été laissé en place pendant vingt minutes. Lorsque le pied droit était sur le sol le mercure s'élevait seulement à 95,1/2 F. (35,2 C.), puis commençait de nouveau à descendre, tandis que le pied perdait un peu de la congestion qui était survenue immédiatement après qu'il avait été posé sur le sol. Sur le dos du pied droit lorsqu'il était suspendu le mercure s'élevait à 95 4/5 F. (35,4 C.). Le pied gauche était toujours trop froid pour que mon thermomètre pût enregistrer sa température. »

L'observation suivante est celle que M. Allen Sturge présentait à la Société clinique de Londres le 16 avril 1879.

OBSERVATION V.

Joseph Moody, âgé de 29 ans. Ce malade fut reçu au Royal Free Hospital, en décembre 1878, avec les symptômes d'un trouble vaso-moteur particulier à la jambe droite.

On ne trouve pas d'antécédents héréditaires se rapportant à son cas. Son père et sa mère sont vivants, mais son père n'est pas bien portant.

Un frère mourut idiot à l'asile d'Earslwood. Il ne connaît dans sa famille aucune histoire de goutte, de phthisie ou de névroses, si ce n'est le cas d'imbécillité que nous venons de mentionner. Il est marié, père de deux enfants ; un autre enfant est mort de convulsions. Sa femme n'a jamais fait de fausses couches. Il a toujours joui d'une bonne santé jusqu'à la maladie actuelle. Il a eu une blennorrhagie mais semble n'avoir jamais eu la syphilis. Il a toujours été sobre et depuis quelques années n'a jamais fait aucun excès.

Son affection présente a commencé il y a environ quatre ans et demi. Neuf mois à peu près avant le début bien défini il eut une attaque de douleur et de gonflement dans le gros orteil droit, survenant graduellement pendant une semaine, s'augmentant par la marche et s'accompagnant d'un peu de rougeur. Le repos et l'application d'un onguent le guérirent en quelques semaines. Il resta alors libre de toute espèce de troubles pendant quelques mois, au bout desquels il commença à ressentir une sensation de chaleur irritante dans le gros orteil, chaleur qui survenait lorsqu'il commençait à marcher. Cette sensation s'accompagnait d'un peu de gonflement de l'orteil. Il ne l'éprouvait nullement lorsqu'il était couché pendant la nuit. Peu de temps après la sensation de chaleur pendant l'exercice s'étendit sur le pied tout entier qui devint enflé, écarlate et chaud au toucher. Toutes les fois qu'il marchait il ressentait dans le pied une chaleur subjective si intense qu'il lui semblait *marcher dans de l'eau bouillante*. Toutefois, pendant un temps fort long, cette affection ne l'empêchait pas de travailler, et même de se tenir debout sur sa jambe, pendant douze ou quatorze heures par jour. Il n'y avait pas d'autre troubles, d'autre douleur que cette brûlure. Le pied était si chaud, à la fois objectivement et subjectivement, que même par les températures les plus froides il lui était impossible de supporter une chaussette et qu'il marchait le pied nu dans sa bottine.

Il avait toujours travaillé à la mer comme pêcheur ou matelot sur des yachts de plaisance ; aussi, comme tous les autres marins, avait-il l'habitude de rester les pieds nus dans l'eau de mer et d'y travailler pendant plusieurs heures de suite, à toutes les saisons de l'année. Souvent aux époques rigoureuses de l'année il avait eu les pieds constamment froids pendant des mois presque entiers, et ceux-ci ont été fréquemment si engourdis par le froid qu'il ne les sentait plus du tout. Dans ces circonstances la réaction fit souvent rougir ses pieds, mais il ne pense pas que ce fût d'une manière plus marquée qu'il n'est naturel.

Graduellement la tendance à la rougeur et au gonflement s'étendirent jusqu'à mi-chemin du genou et la condition du pied lorsqu'il marchait devint si insupportable qu'il fut obligé, environ dix-huit mois après la première attaque, d'abandonner tout travail. Le pied restait toujours à l'abri de tout trouble tant qu'il se reposait, mais la congestion se montrait presque aussitôt qu'il se tenait debout sur ses jambes ou qu'il plaçait son pied près du feu.

Six mois avant de quitter son travail, alors qu'il se servait encore de sa jambe droite presque aussi bien que de la gauche, il remarqua que le mollet droit était décidément plus petit que le gauche. et depuis cette époque la différence entre les deux jambes n'a fait qu'augmenter.

Il y a environ deux ans et demi un médecin qu'il avait consulté, pensant que la cause de l'affection était dans le gros orteil qui, d'après lui, aurait contenu quelque fragment d'os nécrosé, amputa cet orteil. Plus tard le malade apprit que l'on n'avait pas trouvé d'os nécrosé. La plaie devint très enflammée et fut longtemps à se cicatriser. Depuis cette époque l'état du pied fut pire qu'auparavant, la rougeur et la chaleur s'étendirent à la cuisse et jusqu'à la fesse. Quelquefois l'attaque commence dans le pied et s'étend par en haut, d'autre fois elle commence par la fesse ou le genou et s'étend vers la partie inférieure. Il ne passe pas une journée sans avoir d'attaque, et celle-ci vient maintenant aussi bien la nuit que le jour, même lorsqu'il ne laisse pas pendre son pied, et dure pendant des heures entières à chaque fois. Dans l'intervalle des attaques le pied est très froid objectivement et subjectivement.

Pendant les quelques derniers mois il a commencé à ressentir des attaques de chaleur dans le pied gauche et la jambe du même côté. Cette sensation est accompagnée de rougeur et d'un peu de gonflement, mais beaucoup moins étendus qu'à la jambe droite.

Elle survient généralement un peu avant l'attaque de la jambe droite et ne dure pas à beaucoup près aussi longtemps que cette dernière. Il trouve que toute excitation amène une attaque très sévère; enfin il pense que sa jambe est beaucoup mieux lorsqu'il a une quantité suffisante de nourriture fortifiante.

Dans les intervalles qui séparent les attaques, le pied droit offre le même volume que le gauche. Les tendons sont bien marqués sur le dos du pied avec de petites dépressions bien nettes entre chacun d'eux; la peau quoique un peu rouge d'une façon permanente est ridée comme sur un pied sain. Le pied est ordinairement très froid à la main, mais lorsque l'attaque arrive il devient rapidement très chaud, en commençant par la cicatrice de son amputation; les dépressions qui séparent les tendons s'effacent et la peau devient tendue et unie.

Température comparative. — Une série d'observations faites avec le thermomètre à surface de Steward donna les résultats suivants :

Pied droit. — Durant les attaques, la température du pied varie de 91 à 94 degrés F. (32,7 à 34,4 C.), la température du dos du pied étant toujours un peu inférieure à celle de la plante (1° à 1 1/2 F. = 0,45 à 0,6 ou 0,7 C.). Dans l'intervalle des attaques la température du pied était toujours trop basse pour être enregistrée par le thermomètre qui n'était pas gradué pour des températures au dessous de 75° F. (24° C.).

Pied gauche. — Après que le malade était resté quelque temps auprès du feu et que son pied commençait à ressentir une bonne chaleur sans avoir été exposé au rayonnement direct du foyer, le pied donnait une température de 90,4 F. (32,4 C.) et une autre fois de 83° F. (28,3 C.).

Dans une autre circonstance, alors qu'il éprouvait dans le pied gauche une légère sensation de brûlure la température fut trouvée de 91,5 F. (33° C.).

Lorsqu'il avait parcouru une certaine distance dans la rue, ce qui produisait une forte sensation de brûlure dans le pied droit, le thermomètre marquait 96,8 F. (36°).

Il y a une atrophie excessivement marquée des muscles de la jambe droite ainsi qu'il résulte des mensurations suivantes :

	Droite.	Gauche.
Circonférence au milieu de la cuisse.........	14 1/4 pouces = 0^m,384.	16 1/2 pouces = 0^m,445
Circonférence maxima du mollet.................	9 3/4 pouces = 0^m,263.	11 pouces = 0^m,297

Il y a une augmentation marquée de l'excitabilité réflexe dans les muscles de la jambe droite : ainsi lorsque la plante du pied est légèrement piquée il se produit une flexion du pied beaucoup plus accusée qu'à gauche dans les mêmes circonstances. Lorsqu'on place la main derrière la tête du tibia et qu'on suspend la jambe de cette façon, il se produit un spasme clonique du membre assez léger.

Toutefois il n'y a pas d'augmentation apparente dans le réflexe tendineux du ligament rotulien.

Une investigation minutieuse des muscles de la jambe droite permit de constater qu'ils avaient subi une modification appréciable dans leurs réactions électriques. Avec le courant induit, lorsque les rhéophores étaient placés sur les muscles eux-mêmes, on observait une diminution très marquée de l'irritabilité s'élevant jusqu'à quatre ou cinq divisions de la règle de la batterie de Stöhrer. Le même phénomène se montre pour tous les muscles de la jambe.

Si les rhéophores sont placés sur les troncs nerveux, la diminution es beaucoup moins marquée et ne s'élève pas à plus de 1 à 2 1/2 division de la règle.

Avec l'électricité voltaïque on obtient un résultat analogue. Lorsque les rhéophores étaient placés sur les muscles du côté droit, aucune réaction n'était produite par un fort courant de 20 éléments (Stöhrer). Lorsque les muscles du côté gauche étaient traités de la même façon, la contraction était produite par 8 éléments.

Lorsque les rhéophores étaient placés sur les troncs nerveux la contraction était produite à droite par 8 éléments, à gauche par 6 seulement.

La sensibilité générale, la sensibilité à la chaleur et au froid, le sens musculaire étaient presque absolument intacts.

Cette observation de M. Sturge nous semble fort instructive au point de vue de la symptomatologie des accidents, de leur marche, de leur extension. Nous appellerons l'attention sur ce fait que le malade avait été amputé d'un orteil le chirurgien ayant cru avoir affaire à une nécrose d'une phalange : il est à remarquer que la congestion et le gonflement commençaient au niveau de la cicatrice résultant de cette opération.

Les observations thermométriques sont également très intéressantes à notre point de vue, et il en est de même des réactions électriques que Sturge a étudiées avec grand soin et qui semblent indiquer fort nettement que l'atrophie des muscles dépendait d'une cause locale plutôt que d'une cause spinale.

Dans la discussion qui suivit la lecture de cette observation à la Société clinique de Londres, M. Stephen Mackensie dit avoir observé un cas que l'on pourrait peut-être rapprocher des cas plus graves dont nous avons rapporté deux exemples d'après W. Mitchell. Il s'agissait d'un conducteur de machines que son travail même exposait à de grandes variations de température : ses pieds étaient toujours glacés, tandis que les cuisses et l'abdomen étaient continuellement exposés à une chaleur intense. Depuis deux ans et demi ce malade souffrait dans les pieds pendant la marche et cette douleur avait augmenté au point de l'empêcher de marcher ou de se tenir debout pendant plus d'une demi-heure par jour. Il était forcé de rester au repos en maintenant ses pieds élevés, les muscles étaient amaigris, mais le réflexe patellaire n'était aucunement aboli. La seule différence qu'il y eut consistait dans le peu de rougeur que prenait la peau dans la position debout, bien que les veines fussent considérablement gonflées.

M. le professeur Vulpian a rapporté dans ses leçons sur les vaso-moteurs un cas qu'il avait observé avec M. Alphonse Guérin et qui, malgré sa brièveté, est un bon exemple de cette dilatation des vaisseaux des extrémités, de la douleur et de la congestion qui l'accompagnent.

OBSERVATION VI.

Il s'agissait d'une femme âgée de 35 à 40 ans environ, névropathique, qu était tourmentée depuis plus d'un an, d'une façon très pénible, par des accès de chaleur douloureuse se produisant dans les quatre membres, mais surtout dans les jambes et les pieds. Ces accès avaient lieu tous les jours sans régularité périodique : les pieds et la partie inférieure des jambes se congestionnaient alors ; la peau y devenait rouge sombre et très chaude ; les artères pédieuses dont on sentait assez difficilement le pouls dans l'intervalle des accès battaient avec force et paraissaient dilatées. Il y avait en même temps un sentiment d'engourdissement très douloureux et la marche, exaspérant ces troubles morbides, était impossible.

La malade ne trouvait de soulagement qu'en plongeant ses pieds et la partie inférieure de ses jambes dans l'eau froide. Diverses médications (entre autres le bromure de potassium, le seigle ergoté, les courants galvaniques continus) ont été employées pour chercher à améliorer l'état de cette malade, mais elle n'ont eu aucun succès.

Dans ce cas les accès de congestion douloureuse des quatre extrémités n'étaient jamais précédés par une période d'anémie. On pouvait cependant comparer les phénomènes qui se manifestaient à ceux qui succèdent à l'état exsangue lorsque les doigts sont frappés d'onglée.

Il faut rapprocher de ce fait l'observation recueillie par M. Sigerson à la policlinique de Duchenne (de Boulogne) et que nous reproduisons ici telle que nous la trouvons dans le *Progrès médical* de 1874.

OBSERVATION VII.

C.,., âgé de 50 ans, a été ébarbeur de cuivre. C'est un homme très vigoureux, au teint coloré, jouissant d'une bonne santé. Il n'a pas eu de coliques, de toux, ni aucun des symptômes qu'on attribue ordinairement à l'influence du cuivre, pas plus du côté du cœur que du côté des voies digestives et respiratoires. Aux mains on ne remarque que les traces d'un panaris ancien à l'indicateur gauche. Il venait réclamer des soins pour cause d'impuissance, c'était la seule chose dont il se fût plaint au commencement ; mais on n'a pas tardé à s'apercevoir de plusieurs autres accidents dont quelques-uns remontaient à une distance de plusieurs années. En l'interrogeant avec soin, voici les faits qu'on a constatés :

En 1872, il s'est aperçu d'une faiblesse aux bras et aux jambes, mais surtout aux genoux. Cependant cette sensation ne s'était pas localisée et n'était pas constante ; elle lui semblait parcourir les membres. En 1873, il l'a sentie surtout au genou gauche. Ce malaise qui ne lui causait aucune douleur et qui était passager, paraissait monter le long de la jambe depuis le mollet jusqu'à la cuisse ; et, ce qui prouve que ce n'était point une sensation purement subjective, c'est que la faiblesse de la jambe devenait telle qu'il lui fallait s'asseoir. Toutefois, il se remettait en quelques minutes et pouvait travailler comme auparavant. Pendant la marche, point d'aggravation. Au contraire, la promenade lui faisait du bien, et après avoir marché au pas gymnastique pendant une demi-heure il éprouvait une sensation de bien-être très prononcée.

Comme on le voit, ces troubles étaient intermittents et revenaient par accès. En janvier, il a été frappé aux quatre membres, mais la sensation de faiblesse se montrait surtout au bras gauche et à la jambe droite. Tandis que d'abord il ne pouvait soulever plus de 1 kilogramme lorsque le malaise s'aggravait, il ne pouvait même tenir l'avant-bras fléchi sur le bras. Bien qu'il conservât toujours le pouvoir de le fléchir, il ne pouvait pas le garder dans cette position au bout de quelques secondes l'avant-bras retombait par son propre poids. Pendant que durait cette faiblesse, il accusait au dynamomètre de M. Duchenne (de Boulogne) une force moyenne aux mains de 43 kilogrammes.

La couleur des mains était devenue rouge, et cette coloration remontait le long de l'avant-bras. Ajoutons d'ailleurs que malgré les troubles que présentait la circulation, il n'existait aucun symptôme pouvant se rattacher à la sclérodermie.

Le malade accusait une sensation de grande chaleur, et cette augmentation de la température était d'ailleurs perceptible à tous ceux qui lui touchaient les mains. Fait très remarquable, la sensibilité s'était augmentée d'une manière telle que tout ce qu'il touchait, ses outils, le bois, le papier, lui paraissait glacial. Il éprouvait des fourmillements à l'avant-bras qui augmentaient encore lorsqu'il se frottait les mains en les lavant. La chaleur aggravait ces symptômes et le froid les faisait diminuer, ce qu'il observait facilement en se lavant les mains avec de l'eau froide ou chaude.

Quant aux membres inférieurs ils offraient d'autres phénomènes. Il y avait bien de la faiblesse, comme il a été dit, mais ici elle se montrait

sous forme croisée à la jambe droite. A la place de l'hyperesthésie qu'on
rencontrait aux mains, il y avait au pied droit obnubilation très notable de
la sensibilité, de sorte qu'il ne sentait pas bien le sol en marchant. Le pied
lui semblait endormi, il y avait des fourmillements légers à la jambe droite
et très peu à la jambe gauche. L'hyperthermie ne s'y montrait pas non
plus. Bien que la température de la plante des pieds lui parût normale pendant la journée, on remarquait que lorsqu'il était couché et pendant la nuit
cette région donnait au contact la sensation d'un froid glacial.

Aux lombes, il avait éprouvé une démangeaison très vive comme s'il eût
été frappé par des orties. Ce fait n'était pas constant, il ne s'est présenté
que cinq ou six fois en tout, et alors seulement le matin ou le soir; lorsque le malade s'habillait ou se déshabillait, phénomènes qui se retrouvent
quelquefois chez les sujets atteints d'urticaire. Au reste, on n'a point ren-
contré chez lui de plaques saillantes à la peau. Il est fort remarquable que
dans les moments où cette démangeaison se déclarait, le malade constatait
que les fourmillements disparaissaient aux membres supérieurs.

Comme il y avait lieu de soupçonner l'existence de troubles oculaires,
on interrogea ses souvenirs et on trouva qu'il avait observé comme un
brouillard devant les yeux, surtout le soir. Enfin, ce trouble était arrivé à
tel point, au mois de janvier 1874, qu'il ne pouvait plus lire. A l'œil gauche,
on voyait un ptérygion inoffensif. A l'ophthalmoscope, M. le Dr Panas constata que le fond de l'œil droit était normal, tandis qu'il y avait excavation
pathologique très marquée de la papille de l'œil gauche, dont le fond était
un peu congestionné.

Notons enfin que pendant la durée de son malaise il se trouvait très
altéré et qu'après avoir mangé il s'endormait d'une manière insolite.

Traitement. — M. Duchenne (de Boulogne) a cru devoir essayer, chez
ce sujet, la faradisation des membres supérieurs et ce traitement a réussi
d'une façon complète et rapide. Le malade dit avoir éprouvé du soulagement dès la première séance. Après sept séances on a constaté : 1° disparition presque totale de la couleur rouge foncé, et retour de la chaleur naturelle ; 2° disparition de la faiblesse et retour de la force musculaire. Tandis qu'auparavant il ne pouvait soulever un poids de 1 ou 2 kilogrammes sans éprouver une fatigue excessive, il a pu soulever un poids considérable sans en ressentir aucune. La force dynamométrique s'est augmenté
de 2 kilogrammes environ; les fonctions génésiques se sont améliorées ;
la soif insolite a disparu, il ne dort plus autant après ses repas, la vision
est devenue plus distincte, et, bien qu'elle ne soit pas parfaite, il peut
lire.

Les deux observations qui suivent sont encore empruntées
à W. Mitchell ; elles se distinguent des précédentes par là

localisation de la maladie aux membres supérieurs ; pour tout le reste l'analogie est frappante.

OBSERVATION VIII.

M. S..., âgé de 29 ans, marchand. Il a eu la syphilis avec quelques légers symptômes secondaires en 1867 ; il fut traité par le mercure et les iodures et n'eût aucun retour de la maladie. Son père mourut de phthisie tuberculeuse. En 1875, il eut une légère attaque de fièvre rhumatismale, mais la guérison fut rapide et complète. Trois mois plus plus tard il remarqua que l'usage d'une plume rendait la pulpe du pouce douloureuse, et bientôt après il observa une douleur semblable de toute la face palmaire après avoir enfoncé quelques clous dans un mur. Peu de temps après, sans cause connue, il fut atteint dans la pulpe de tous les doigts de la main gauche d'une douleur aiguë et brûlante qui dura seulement peu de jours. Puis il eut une sévère attaque dans la main droite à l'éminence thénar, et depuis cette époque la douleur a rarement manqué un seul jour.

Il me consulta quelques mois plus tard, je le trouvai dans la condition suivante : il est coloré et de bonne apparence, n'a pas de dyspepsie ni de désordres d'aucun viscère. Les deux mains souffrent d'une douleur aiguë et brûlante qui affecte des régions limitées et varie dans son siège et son intensité. Lorsque je le vis pour la première fois, les extrémités de ses doigts étaient fortement congestionnées ; sur les éminences thénar et hypothénar de la main gauche et sur cette dernière partie seulement à la main droite il y a des taches distinctement limitées d'une rougeur sombre. Dans les parties affectées la douleur avait un caractère brûlant et aigu, était exagérée par la moindre pression, celle-ci amenant elle-même la douleur ou l'augmentant ; et lorsque je pressai moi-même avec mon pouce sur la face palmaire qui en ce moment était exempte de douleur, il se produisit une zone bien définie et limitée de congestion avec une sensation de brûlure intense. Les nerfs du bras n'avaient pas une sensibilité exagérée et la température des parties brûlantes n'était supérieure à celle des autres parties du membre que d'une façon insignifiante.

Le jour suivant il me sembla de nouveau qu'il n'avait pas de douleur ; mais il portait ses bras d'une curieuse façon en tenant ses mains croisées sur sa poitrine, et il m'assura que de marcher en les laissant pendre à son côté ferait reparaître la douleur. Lorsque, à ma requête, il en laissa pendre une, elle devint complètement rouge et enflée en quelques minutes, puis devint plus pâle, tandis qu'il restait quelques larges taches d'une rougeur sombre qui devinrent douloureuses seulement quelques

minutes plus tard. Ensuite il appuya son corps sur l'autre main celle-ci
reposant sur une table ; les mêmes changements se montrèrent aussitôt, la
douleur devint intense, les doigts à leur extrémité surtout devinrent brû-
lants etanimés de battements et présentèrent une apparence d'un rouge
sombre et uni.

La chaleur aggravait son état et il voyait venir l'été avec appréhension, car chaque retour du temps chaud le faisait souffrir, tandis que le
froid de l'hiver lui avait toujours été favorable. Une longue immersion dans
l'eau froide mais non glacée le soulageait énormément et parfois même
faisait disparaître ses douleurs.

Il n'avait ni maux de tête ni vertige, mais au niveau de la troisième
vertèbre cervicale existait une douleur sourde toutes les fois qu'il faisait
des mouvements exagérés de la tête ou du cou. Parfois il avait de l'engourdissement des mains, plus communément la nuit, mais je ne trouvai
pas d'amoindrissement du sens du toucher quoique je ne fusse pas bien sûr
de cela, par ce fait que la moindre pression avec le compas amenait de
la douleur et de la congestion.

Avec les attaques survenait toujours une augmentation très marquée de
la perspiration. En un mot, cette singulière maladie faisait de sa vie un
long tourment, et, comme exemple des ennuis auxquels il était soumis,
je puis dire qu'il était forcé de plonger ses mains dans l'eau froide lorsqu'il voulait se couper les ongles. Il pensait qu'il y avait parfois une légère
sensation de brûlure dans ses pieds, mais comme ceux-ci ne montraient
aucune trace de congestion et qu'il pouvait faire plusieurs milles par tous
les temps, je suis porté à croire qu'il se trompait. Après de nombreux traitements locaux ou généraux, antisyphilitiques ou autres, il fut considérablement
amélioré par une succession de larges vésicatoires sur le cou.

Il se rendit peu à près en Europe, et je le perdis de vue pendant longtemps. J'ai appris depuis que la douleur avait diminué, mais qu'ayant
trouvé que les stimulants à hautes doses le soulageaient, il s'était adonné
à l'ivrognerie et avait complètement détruit sa santé. Je ne puis dire s'il
avait conservé ou non sa douleur en forme de brûlure.

Je puis ajouter que dans ses moments de bonne santé les mouvements
du poignet et des doigts ne faisaient apparaître aucune douleur, et que la
souffrance semblait être dans le tissu sous-épidermique et non à la surface de la peau.

Observation IX.

Je fus consulté il y a trois ans pour un cas en quelque sorte semblable à
celui de M. S..., mais j'ai perdu mes notes, si bien que je me contenterai

de dire que dans cette circonstance l'affection avait suivi une attaque presque mortelle de fièvre rémittente et semblait avoir pour cause directe un long usage d'un petit marteau employé pour briser des pierres dans un but d'études géologiques ; du moins c'était à cela que le malade rapportait son affection. Sous tous les autres rapports ces cas étaient semblables, si ce n'est que dans le dernier les taches étaient plus larges et les attaques duraient pendant des semaines consécutives ; il y avait dans ce cas un peu de raideur du cou et parfois un léger manque d'équilibre, mais pas de vrai vertige, pas de troubles de l'oreille et de la vue.

Les attaques étaient aggravées par la pression qui d'ailleurs pouvait les produire. La sensation de brûlure était intense, et lorsque les attaques disparaissaient il y avait souvent pendant plusieurs heures un abaissement de température et une pâleur notable des deux mains.

Les deux observations de Graves que nous avons signalées dès le début de notre travail présentent un bon exemple quoique un peu irrégulier de la maladie que nous venons de décrire ; elles sont d'ailleurs remarquables par la date à laquelle elles ont été recueillies, et, comme le fait remarquer Mitchell, la valeur personnelle de l'observateur leur donne une importance particulière.

OBSERVATION X.

Une jeune femme d'environ 16 ans, dont la santé avait été assez mauvaise auparavant, dont les règles avaient disparu et qu'une diarrhée intense avait grandement affaiblie, éprouva dans la plante du pied des accès de chaleur et de picotements qui bientôt atteignirent le dos du pied, le cou-de-pied et la jambe jusqu'au milieu du mollet. Persistant d'un côté puis débutant de l'autre, la sensation de chaleur devint extrême et la douleur qui l'accompagnait presque insupportable. Ces symptômes augmentèrent, la congestion vasculaire et le gonflement devinrent plus intenses en même temps que tous les vaisseaux devenaient proéminents. L'attaque durait huit ou neuf heures, la laissant ensuite avec un sentiment de malaise dans les membres, avec quelque engourdissement ou sensations morbides mal définies. La période de soulagement journalier ne dépassait pas trois heures.

La congestion des capillaires sanguins rendait la peau rouge et cette coloration devenait très foncée. Le pied devenait gonflé, tendu, brillant, comme une cerise noire presque mûre, et excessivement sensible au toucher. Lorsque l'accès de chaleur cessait ces phénomènes disparaissaient lentement, la partie affectée devenant graduellement pâle, d'un froid cadavérique, mais comparativement libre de toute douleur. Les mêmes phénomènes apparaissaient alors dans l'autre pied et dans l'autre jambe.

Les attaques commençaient chaque jour à 7 heures du matin et duraient jusqu'à 4 heures du lendemain matin. Durant tout ce temps il lui était impossible de dormir. Elle était obligée de rester assise ou couchée pendant tout le jour, car lorsqu'elle essayait de marcher la douleur et la chaleur survenaient immédiatement.

Les règles reparurent après six mois; sa santé générale semblait bonne eu égard à ses souffrances presque incessantes et à la perte de sommeil.

Tous ces phénomènes augmentèrent d'intensité, si bien qu'un an plus tard ses membres étaient toujours gonflés et, qu'ils fussent chauds ou froids, également douloureux. Les stades de chaleur et de froid étaient tous deux suivis d'une douleur aiguë et d'une décoloration très accusée. Seules les applications d'eau froide lui donnèrent quelque soulagement.

Trois mois plus tard il survint une tendance aux palpitations sans cause connue et il lui sembla éprouver des pulsations semblables dans les jambes. Un peu de constipation disparut aisément sous l'influence d'un peu de magnésie; l'urine était rouge, peu abondante, laissant déposer un sédiment blanc ou rouge assez considérable.

Les courses en voiture amenaient de la douleur dans le côté gauche, les maux de tête devinrent plus fréquents, l'état général changea.

Cette affection des pieds ne s'accompagna toutefois d'aucun dérangement dans la circulation générale ou dans l'état de la peau.

Trois ans après le début les périodes de rémission duraient de 11 heures du matin à 7 heures du soir, si bien que la malade jouissait de beaucoup plus de repos.

Il est curieux, ajoute Graves, qu'un trouble aussi permanent dans la circulation de ses extrémités inférieures, qu'une souffrance aussi extraordinaire que celle qu'endurait cette malade depuis six ans, n'ait produit ni paralysie, ni perte de pouvoir musculaire, ni épaississement de la peau, ni induration du tissu cellulaire sous-cutané, ni raideur des articulations. En considérant à quel degré une portion considérable de chaque membre était rouge, chaude et gonflée, pendant de longues heures chaque jour, on est tout surpris qu'aucune altération de structure n'en ait été le résultat. Ce fait est extrêmement intéressant au point de vue physiologique et pathologique, car il prouve d'une façon indiscutable que les changements de textures sont influencés par des causes complètement indépendantes de l'état de la circulation locale.

Quoique presque tous les remèdes de la pharmacopée eussent été employés, il n'y en eut aucun qui eut le moindre effet, son état s'améliora graduelllement, en dépit, pourrait-on dire, de la médecine.

Observation XI,

Mme X..., âgée de 82 ans, toujours bien portante, d'une robuste constitution et d'apparence florissante, eut, en février 1839, une légère affection paralytique du bras et de la jambe gauche, précédée et accompagnée de maux de tête, de vertige, d'éblouissements, etc. Un mois plus tard environ elle éprouva une sensation de froid dans le pied droit qui, lorsqu'elle eut frotté la place, fut suivie de chaleur et de picotements ; en regardant elle vit que la moitié antérieure du pied était rouge et gonflée. Trois semaines environ après la première attaque, la sensation du froid continuant, la douleur devint extrêmement pénible et c'est alors qu'elle demanda les conseils d'un médecin.

Août 1839. La malade se plaint d'une douleur très vive dans la partie antérieure du pied droit qui est gonflé et rouge ; il y a un œdème très marqué du coude-pied et de la partie inférieure de la jambe, les extrémités des orteils sont d'un rouge sombre, un peu livides. Sa santé générale est bonne à l'exception de quelques maux de tête et d'un peu de vertige de temps à autre. L'appétit est bon, les fonctions intestinales régulières, le pouls très régulier.

Des sangsues et un liniment procurèrent quelque soulagement.

Deux semaines plus tard comme la douleur, la rougeur et le gonflement offraient régulièrement des exacerbations tous les deux jours, le quinine fut essayé de diverses manières sans aucun résultat. La douleur avait maintenant un caractère *excrutiant*. Quelquefois un orteil, quelquefois deux ou même davantage étaient pris simultanément, et, en proportion de la douleur, les parties atteintes devenaient gonflées, rouges, puis d'une coloration pourpre et brillante.

On lui ordonna alors 25 grammes de vin de colchique trois fois par jour dans une once d'eau de camphre et on lui appliqua des cataplasmes contenant 15 grammes d'extrait de ciguë et 10 grains (0 gr. 65) d'extrait aqueux d'opium dans une décoction de pavot blanc. Cela la soulagea beaucoup et en deux mois son pied avait repris son apparence normale. La douleur changea de caractère, son pied lui semblait *endormi*, les applications antérieures devinrent intolérables, même les emplâtres de ciguë.

Deux mois et demi plus tard le pied n'était plus douloureux et son aspect était absolument normal. Une nouvelle attaque qui survint peu de temps après l'emporta rapidement.

Le bon effet, dit Graves, qui suivit dans ce cas l'emploi du colchique pourrait faire croire que cette inflammation était de nature goutteuse ; et cependant le début graduel de l'affection, la violence remarquable de la douleur, les changements de couleur de la peau qui accompagnaient chaque paroxysme, offraient un caractère si frappant, présentaient des analogies si étroites avec le cas de la jeune femme que je viens de rapporter, que j'ai dû rapprocher ces deux cas l'un de l'autre.

L'absence de dyspepsie et de tout symptôme local ou général de goutte jusqu'à l'âge de 82 ans, l'absence de dépôt goutteux dans les urines pendant toute la maladie de cette dame ; certaines circonstances que j'ai rapportées et qui n'ont pas échappé à votre attention, rendent plus que douteuse l'hypothèse de la nature goutteuse de cette affection ; ce doute est encore augmenté par la façon progressive dont la maladie disparut sous l'influence du vin de colchique et par le type *tierce* qu'elle conserva jusqu'à la fin.

J'ajouterai que la douleur du pied et des orteils était si pénible, la coloration pourpre si intense, que j'ai craint un instant la gangrène sénile.

Sir James Paget a publié une observation (1) qui mérite

(1) Sir James Paget. A case illustrating certain nervous disorders (St-Bartholomew's hosp. Reports, p. 67, 1871).

Lannois. 4

d'être rapportée malgré qu'elle diffère sensiblement des cas précédents. On remarquera que la poussée congestive et la chaleur ont plutôt ici un caractère de *réaction*. De plus, tandis que dans tous les cas cités la marche amenait la douleur et la congestion, ici au contraire elle produisait une constriction des vaisseaux.

OBSERVATION XII.

Le malade qui appartenait à la clientèle privée de sir James Paget était un gentleman âgé de 28 ans, jouissant d'une bonne santé générale, mais possédant un tempérament nerveux, un caractère émotif qui chez une femme aurait certainement été qualifié d'état hystérique.

Il y a huit ans, sous prétexte qu'il était sujet à prendre froid pendant l'hiver, il essaya de s'endurcir en prenant des bains froids et des douches, et pendant huit jours successifs il resta tous les matins dans l'eau froide jusqu'au genou, tandis qu'il recevait une douche sur les épaules. Le huitième jour en sortant ses pieds de l'eau il constata qu'ils étaient engourdis, froids, blancs comme du marbre et qu'ils présentaient absolument le phénomène du *doigt mort*. Les troubles circulatoires qu'il éprouva depuis lors occupèrent primitivement le pied gauche; quelques années plus tard ils s'étendirent au pied droit où ils se manifestèrent même avec une plus grande intensité. Dès qu'il avait marché pendant quelques minutes ou pendant une demi-heure au plus, les pieds devenaient froids, engourdis, blancs comme du marbre, et il survenait une douleur parfois très intense, qui occupait le pied et une partie de la jambe; s'il s'arrêtait les pieds devenaient en quelques minutes gonflés, rouges et chauds, les veines se gonflaient et la douleur diminuait peu à peu.

Lorsque sir J. Paget vit ce malade pour la première fois, les pieds n'étaient ni froids ni pâles, mais le malade accusait de l'engourdissement et de la douleur. Pendant qu'il l'examinait, la peau du pied droit se recouvrit rapidement d'une rougeur qui devint graduellement très intense. En même temps le pied droit devint chaud et peu à peu les veines sous-cutanées du pied et de la jambe se remplirent de sang. Cet aspect diminua peu à peu et le pied reprit son apparence normale.

Tous les traitements essayés, notamment les bains et l'électricité, n'amenèrent aucun résultat favorable. Un soulagement momentané lui fut seulement procuré par des applications de cataplasmes d'herbes irritantes.

Sir James Paget fait remarquer que malgré la durée de ces accidents (huit années) qui atteignaient à la fois les vaisseaux et les nerfs, il ne se produisit aucun changement dans la structure des tissus fait, qui montre bien, ajoute-t-il, que les troubles vasculaires et nerveux qui existent toujours dans l'inflammation n'occupent qu'un rang secondaire dans le processus.

Le cas de Grenier offrait la douleur, la congestion, l'élévation de température habituelles, mais il se distingue immédiatement par le gonflement persistant et l'épaississement du tissu cellulaire sous-cutané. Nous ne donnons cette observation que comme une forme très-irrégulière de la maladie.

OBSERVATION XIII.

G. P..., 22 ans, boulanger, d'un tempérament lymphatico-sanguin, jouit habituellement d'une bonne santé. En 1854 il eut un écoulement blennorrhagique qui ne fut complètement guéri qu'au bout de dix-huit mois. Deux ans plus tard il constata un chancre qui à son dire n'était pas induré mais, qui fut suivi trois mois plus tard d'accidents secondaires ne laissant aucun doute sur sa nature spécifique.

Au milieu du mois d'octobre 1858, après un travail excessif, le malade ressentit dans les orteils, surtout dans le gros orteil, ainsi que dans les mains une douleur aiguë avec gonflement, rougeur et élévation très marquée de la température. Il entre le 3 novembre 1858 à l'hôpital Saint-André de Bordeaux, service de M. Gaubric.

Rien de spécial à noter du côté des organes viscéraux ; traces de chancre sur la verge. Les pieds et les mains sont d'un rouge écarlate et offrent une augmentation de chaleur très sensible au toucher, ils sont le siège tantôt d'une douleur sourde ou lancinante ; tantôt d'engourdissement et de fourmillements. Gonflement énorme dû non à un simple œdème, mais bien à un endurcissement du tissu cellulaire. Dès qu'il est couché et que la *chaleur du lit* commence à se faire sentir, il est pris de douleurs intolérables qu'il ne peut calmer qu'en plongeant ses pieds et ses mains dans l'eau froide ou en courant nu pieds dans les galeries.

Le 12 novembre il revint à l'hôpital dont il était sorti en voyant qu'on n'avait pas soulagé immédiatement son mal. L'état était le même, mais la rougeur, la chaleur et le gonflement qui auparavant n'occupaient que les orteils et les doigts s'étendent maintenant jusqu'au poignet et au cou-de-pied.

En même temps on voit quelques rares pustules de la grosseur d'un pois renfermant un liquide purulent et des gerçures occasionnées par l'emploi continu de l'eau froide. En certains endroits la peau offre des plaques violacées.

Tous les moyens thérapeutiques, la saignée générale, les cataplasmes émollients, la poudre d'amidon, l'huile de jusquiame laudanisée, n'ayant amené aucune amélioration, le Dr Gaubric demanda l'avis de ses collègues de l'hôpital qui, tout en restant indécis sur la nature de ce mal, conseillèrent encore le traitement antiphlogistique.

Le malade ayant contracté une bronchite et n'ayant pas pu par suite se lever pour plonger les mains dans l'eau froide, éprouva bientôt un soulagement marqué ; la chaleur et le gonflement diminuèrent d'une façon très sensible. L'amélioration continua les jours suivants, mais le 1er décembre il eut une crise douloureuse très pénible, après laquelle les symptômes disparurent peu à peu. Il ne persista qu'un peu de faiblesse et d'insensibilité des extrémités, phénomènes qui disparurent sous l'influence de la faradisation pratiquée pendant un mois avec l'appareil de Duchenne (de Boulogne). Le malade sortait complètement guéri le 10 janvier 1859.

L'observation suivante, communiquée à W. Mitchell par le Dr H. Stillé, de Guerrero (Mexique), s'accompagnait également de phénomènes trophiques très accentués.

OBSERVATION XIV.

La malade est une femme âgée de 29 ans; elle est brune, bien développée et de bonne apparence. Il n'y a pas d'antécédents héréditaires ; pas de phthisie, de scrofule, ni de syphilis; pas de maladies du cœur ou des poumons. Toutes les fonctions naturelles se font régulièrement, si ce n'est les règles qui sont tantôt profuses, tantôt peu abondantes et s'accompagnent toujours de vives douleurs.

Il y a trois ans, pendant ses règles, elle tomba dans une rivière. Le jour suivant l'écoulement s'arrêta et ne reparut pas de plusieurs mois. Une semaine après leur cessation, elle nota un picotement particulier ou brûlure de la surface palmaire des deux mains, depuis la deuxième phalange jusqu'aux extrémités. Cela continua jusqu'à l'invasion de la surface dorsale de la même portion des doigts. Vers le temps où elle attendait le retour de ses règles, elle eut des poussées intermittentes de chaleur sur toute la face excepté le front et elle observa que les extrémités de ses doigts étaient devenus livides et hyperesthésiques. Ces symptômes existent actuellement et en outre les doigts sont en massue, les ongles ont trois ou quatre fois leur épaisseur naturelle et se recourbent sur l'extrémité des doigts. On dirait que les parties musculaires et graisseuses ont disparu et aussi que les dernières phalanges ont été résorbées. La couleur de la peau sur les parties affectées est bleuâtre, et le manque de force dans les doigts rend impossible pour cette femme la couture ou tout autre travail ; le picotement et la sensation de brûlure sont constants mais augmentent à chaque période menstruelle où ils sont aussi sentis à la face. Il n'y a ni fièvre, ni maux de tête et la malade mange et dort bien. L'examen du vagin et de l'utérus ne donne que des résultats négatifs.

Mills, de Philadelphie, a rapporté une observation (1) qu'il serait peut-être possible de rapprocher des faits de Grenier et de Stillé. Elle semble intermédiaire entre ces faits et l'asphyxie locale de M. Raynaud dont elle se rapproche davantage. Malgré quelques analogies avec l'affection que nous décrivons, le cas de Ch. Mills n'offre pas assez de similitudes avec la paralysie vaso-motrice des extrémités pour que nous lui donnions une place. Nous tenions seulement à le signaler à cause du grand nombre et de l'exactitude des mensurations thermométriques qui ont été prises.

Zunker (2) a publié *deux cas de névrose vaso-motrice*, et Mader (3) *deux cas remarquables d'angionévrose* que nous ne ferons que signaler, l'affection ne s'étant pas limitée aux extrémités. Un des cas de Mader est cependant fort curieux : il a trait à un serrurier, âgé de 43 ans, qui était venu à Rudolfspital pour des coliques et dont le bras gauche était atteint d'une affection que l'auteur qualifie de *pseudo-érysipèle*. L'avant-bras est rouge, gonflé, la peau est tendue et

---

(1) Mills. Vaso-motor and trophic affection of the fingers (Amer. Journ. of med. sc., oct. 1878, p. 431).

(2) Zunker. Berl. klin. Woch., 1876.

(3) Mader. Wiener med. presse, nᵒˢ 23 24, 1878.

infiltrée, et la rougeur et le gonflement s°étendaient à toute
la main et semblaient évidemment avoir une origine arté-
rielle, car il n'existait pas de stase veineuse. Le malade
raconte que cette rougeur et ce gonflement étaient passagers
et ne persistaient pas toujours à la même place. Il semblait
y avoir un rapport étroit entre l'apparition de la rougeur et
du gonflement et les crises de coliques douloureuses dont se
plaignait le malade.

MARCHE. — DUREE.

Nous avons déjà vu en étudiant le symptôme douleur que
la marche de la maladie était *progressive*. Commençant en
un point limité du pied, la douleur s'étend à toute la plante,
à tout le pied, gagne même la jambe, la cuisse ou la fesse;
elle peut ensuite atteindre l'autre membre inférieur et finalement les deux membres supérieurs. En même temps les
causes qui la déterminent n'ont plus besoin d'être aussi puis-
santes : tout d'abord il fallait une marche longue et excessive
pour faire apparaître les symptômes; plus tard il suffit du
moindre exercice, de la position debout, parfois même du
simple examen du pied. Mais cette marche progressive de la
paralysie vaso-motrice des extrémités et de ses symptômes
n'est pas fatale : il est des cas, et le nôtre en est un exemple,
où la douleur et la congestion ne dépassent pas une certaine
limite. Pendant des années un malade n'éprouvera de symptômes qu'à l'approche du soir après les fatigues de la journée; chez un autre les troubles ne dépasseront pas le point
qu'elles atteignent après une longue promenade par exemple;

un troisième malade enfin pourra rester stationnaire à une
période beaucoup plus avancée de la maladie, et quoique
souffrant d'horribles douleurs il ne verra pas son état s'aggraver davantage. Enfin W. Mitchell admet, comme nous
l'avons vu, l'apparition de symptômes médullaires à la dernière période des cas les plus sévères.

Un des caractères les plus saillants de l'érythromélalgie
est la variabilité des symptômes au point de vue de l'intensité
sous l'influence des saisons. Chez notre malade, par exemple,
l'hiver avait amené une telle diminution dans tous les symptômes qu'ils ne lui causaient plus aucune gêne. Un des
malades de W. Mitchell, celui de l'observation VIII, disait
expressément qu'il voyait arriver l'été avec appréhension,
la chaleur amenant toujours un redoublement de ses souffrances, tandis que l'hiver lui était très favorable. Il en était
de même pour le marin qui fait le sujet de l'observation II.

Le traitement a également une influence sur la marche de
la maladie, soit qu'il l'abrège plus ou moins dans sa durée
totale ou qu'il espace les périodes de crise. Nous y revien-
drons plus loin.

De toutes façons la marche de la maladie est essentiellement chronique et sa durée fort longue. Dans toutes les
observations que nous avons pu recueillir et où la date du
début est indiquée, il y a toujours plus d'un an écoulé depuis
le commencement de la maladie et le moment où le patient
vient demander l'avis du médecin. Dans le cas de M. Straus,
l'affection semblait remonter à onze ans de date; le malade
de sir James Paget souffrait depuis huit ans; en moyenne
dans les cas de W. Mitchell le début de la maladie remonte
à quatre ou cinq ans. Dans les deux seuls cas où la guérison
a été complète, celui de Sigerson et celui de Grenier, la durée
totale de la maladie avait été de trois mois et de deux ans.
Dans toutes les autres observations la durée totale est indé-

terminée, les malades ayant été perdus de vue avant la guérison complète ; mais comme nous venons de le dire elle a toujours été fort longue.

DIAGNOSTIC. — PRONOSTIC.

La paralysie vaso-motrice des extrémités, lorsqu'elle est franche et bien caractérisée par sa douleur brûlante, son gonflement congestif, sa coloration rosée et comme phlegmoneuse, son élévation de température parfois si notable, phénomènes qui surviennent tous dans certaines conditions déterminées, ne ressemble à aucune autre maladie et ne saurait donner lieu à aucune erreur de diagnostic. Il en est de même des cas graves de W. Mitchell ; ils ont une physionomie spéciale qui ne permet pas de les confondre avec aucune autre maladie. Mais il est un certain nombre d'affections du pied, donnant lieu à une douleur plus ou moins intense, à une congestion plus ou moins tranchée, avec lesquelles la confusion est possible pour les formes les moins accusées de la maladie. Nous sommes même persuadé que c'est à des confusions de ce genre qu'il faut attribuer le peu de documents que l'on trouve sur l'érythromélalgie, celle-ci ayant été souvent méconnue.

Tout d'abord on ne confondra pas la congestion de la paralysie vaso-motrice des extrémités qui offre une teinte vive et animée, qui revient d'une façon intermittente et qui s'accompagne d'élévation de température, avec la *cyanose* des maladies du cœur qui est généralisée et s'accompagne de souffles cardiaques, de dyspnée, d'œdème des membres inférieurs.

Dans les cas graves la sensation de brûlure peut être assez douloureuse pour que le malade vacille lorsqu'il est debout et ne puisse se tenir sur ses pieds. Il se peut alors, si on a fait fermer les yeux aux malades, que cette instabilité soit prise tout d'abord pour un symptôme de myélite et particulièrement d'*ataxie locomotrice* (W. Mitchell), d'autant plus que la marche est alors considérablement gênée ; cependant l'erreur ne peut jamais être de longue durée et un vigoureux effort de volonté de la part du malade suffira le plus souvent pour faire cesser cette instabilité trompeuse.

Il suffit de rappeler quels sont les symptômes de l'*acrodynie* pour la différencier de l'érythromélalgie. L'acrodynie, qui s'est montrée sous forme épidémique en 1828, 1829 et 1830 et qui depuis lors n'a plus été signalée qu'à l'état sporadique, est caractérisée par des troubles gastrointestinaux, vomissements et diarrhée, de l'œdème des membres, de la rougeur et des érythèmes suivis de desquamation, des symptômes névralgiques tels que la douleur, une sensation de chaleur, de la dysesthésie plantaire ou palmaire. De plus il y a parfois des crampes et des spasmes locaux, de la perte de la puissance musculaire et les attaques, qui durent de quelques jours à deux mois, sont sujettes à récidiver.

L'*ergotisme gangréneux*, ordinairement symétrique, se montre sous forme épidémique sur les populations misérables, mérite à peine d'attirer notre attention au point de vue du diagnostic.

Le *rhumatisme*, lorsqu'il est localisé aux petites articulations des extrémités, est parfois beaucoup plus difficile à différencier de l'érythromélalgie. Il offre en effet le même gonflement, les mêmes douleurs, la même coloration rouge de

la peau, la même élévation de température. C'est surtout
sur la marche de la maladie qu'il faut se baser pour établir
le diagnostic. Le rhumatisme survient brusquement chez
des individus bien portants ou ayant eu autrefois des manifestations rhumatismales vers d'autres jointures, il n'offre
pas de périodes d'exacerbations, il cède rapidement à un
traitement rationnel. De plus il s'accompagne parfois de lésions inflammatoires du cœur ou de son enveloppe, de gonflement ou de déformations articulaires, d'impossibilité de
mouvements, etc.

Le diagnostic est plus difficile avec certaines affections
chroniques du pied, comme par exemple l'arthrite des petites
articulations, et avec cette forme particulière de désordre
auquel Gross a donné le nom de *podynie* et qui d'après lui
s'observerait surtout chez les tailleurs. Il serait dû à une inflammation subaiguë du périoste ou même à une inflammation lente des petites surfaces articulaires du pied, à une arthrite sèche. Il consiste en une douleur brûlante, localisée
en un point de la plante du pied, durant des années entières, s'exagérant par la chaleur, l'exercice, etc. ; mais il
n'offre ni rougeur, ni chaleur, ni troubles de la sensibilité
et de la motilité. Des considérations analogues s'applique-
raient à la *tarsalgie*. W. Mitchell qui attache une grande
importance à ce diagnostic donne cinq cas de ces troubles
du pied ; nous résumerons rapidement les quatre premiers.

OBSERVATION XV.

Homme de 20 ans, bien conformé et jouissant d'une bonne santé. Il se
plaignait d'une douleur et d'une sorte de brûlure dans les pieds survenant
le soir après un travail fatigant dans une fonderie. La douleur survint bientôt dès qu'il était resté une heure ou deux sur ses pieds et devint telle qu'il
fut forcé de chercher un emploi sédentaire. La rougeur et le gonflement
sont nuls, le froid amène du soulagement. Quinze ans plus tard l'affection

persistait avec les mêmes caractères. Le malade ne présentait aucun antécédent de goutte, de rhumatisme ou de syphilis.

OBSERVATION XVI.

M. C..., 37 ans, est un homme vigoureux, jouissant d'une bonne santé habituelle. Pas de goutte, ni de rhumatisme. Il ressentit les premières atteintes du mal à l'âge de 17 ans. La douleur était parfois assez intense pour qu'il descendît l'escalier sur ses genoux et ne mît ses bottes qu'après s'être refroidi les pieds à la pompe; pas de rougeur ni de gonflement.

La douleur était augmentée par les temps chauds et disparaissait presque complètement pendant l'hiver, A 29 ans, l'affection reparut aussi intense qu'au début après lui avoir laissé un répit de neuf années d'une façon presque absolue. Elle offrait les mêmes caractères et à l'état le plus aigu le malade la comparait à une morsure. Il n'y avait ni rougeur, ni gonflement, mais certaines parties du pied étaient sensibles à la pression. Le froid et la position élevée des pieds réussissaient seuls à calmer ses souffrances. Pas d'amélioration par le traitement.

OBSERVATION XVII.

Le malade, directeur d'imprimerie, commença à souffrir en 1864 après un service militaire fatigant. C'était une douleur vague, parfois brûlante, survenant dès qu'il était resté quelque temps debout et qui finit par rendre le mouvement presque absolument impossible. Jamais il n'y avait de gonflement et parfois seulement, après beaucoup de fatigue, un peu de rougeur. Les pieds devenaient aussi fort sensibles à la pression qui déterminait une vive douleur.

L'influence des saisons est la même que dans les cas précédents. En février 1878, l'état était toujours le même et aucune sorte de traitement n'avait réussi à lui procurer quelque soulagement

OBSERVATION XVIII.

C. H. A., âgé de 29 ans, commença à souffrir d'une sorte de brûlure intense, en 1873, dans le pied gauche; elle atteignit le pied droit environ deux mois plus tard. Cette douleur très intense s'accompagnait d'un peu de gonflement et le pied était sensible à certains points. Après un an, le mouvement des orteils lui-même était douloureux. En 1878, le malade se portait beaucoup mieux, mais un certain nombre d'orteils du pied gauche étaient devenus incapables d'extension; quelques articulations métatarso-phalangiennes étaient douloureuses et avaient perdu une partie de leurs mouvements; il en était de même des os du tarse.

Le Dr Dawosky et le chirurgien-major Weisbach, de l'armée allemande (1), ont décrit une affection spéciale du pied chez les manœuvres des chemins de fer et une tumeur du pied survenant chez les soldats après des marches forcées ; cette affection qui est identique dans les deux cas doit être distinguée de la paralysie vaso-motrice des extrémités. Malheureusement nous n'avons pu nous procurer les mémoires originaux et nous ne pouvons donner les symptômes de cette afffection que d'après un court résumé que nous trouvons dans le *British medical Journal* du 29 novembre 1879 (p. 871) : « Cette affection, caractérisée par un gonflement de la partie supérieure avec rougeur et chaleur, s'accompagne d'une douleur excessivement aiguë, lancinante et brûlante qui débute dans la plante, s'étend à la face dorsale du pied et gagne même le genou et la cuisse. Les deux auteurs l'attribuent à un changement dans la position du pied survenant, chez les manœuvres, par la nécessité où ils sont de brouetter de la terre sur des planches étroites où le pied ne peut s'étendre complètement, chez les soldats, par la fatigue et le relâchement musculaire. Il en résulte une inclinaison du pied en dedans, le poids du corps est porté plus en dehors, contusionne la tête des os du métastarse et amène l'inflammation des ligaments, et plus tard, celle du tissu cellulaire sous-cutané. »

Quant à cette forme de pied douloureux que l'on voit survenir dans la convalescence de la fièvre typhoïde, elle

(1) Deutsche Militärärztliche Zeitschrift et Archives médicales belges, avril 1879.

sera difficilement confondue avec la maladie qui nous occupe: elle disparait d'ailleurs en un mois ou six semaines.

Les *varices*, surtout les varices profondes qu'a bien fait connaître M. le professeur Verneuil, peuvent donner lieu parfois à un diagnostic assez délicat. Dans ces cas en effet la marche est difficile, le pied et la jambe se gonflent d'une façon très notable et la compression des nerfs profonds par les paquets variqueux dilatés donne lieu à des élancements douloureux fort pénibles. Mais ici encore il n'y a qu'une turgescence des grosses veines et non de tout le système circulatoire, la jambe conserve sa coloration normale, il n'y a pas d'élévation de température et la maladie n'affecte pas ce caractère d'accès que l'on constate dans l'érythromélalgie.

On voit en résumé que le diagnostic de la paralysie vasomotrice des extrémités ne présente pas de sérieuses difficultés. En tout cas, un examen attentif devra toujours être fait pour éviter des erreurs de diagnostic qui peuvent avoir des conséquences graves ; nous n'en voulons pour preuve que le malade de Sturge auquel on avait pratiqué une amputation du gros orteil dans l'idée qu'une nécrose d'une phalange donnait lieu aux phénomènes observés.

Quant au *pronostic* il ne nous arrêtera pas longtemps : on a pu voir ce qu'il fallait en penser en suivant la marche de la maladie et en constatant sa durée. L'érythromélalgie est toujours une affection grave, malgré les deux cas de guérison qui ont été obtenus. Quoique ne menaçant pas immédiatement la vie des sujets, elle peut amener un état vraiment digne de pitié, comme par exemple chez les deux malades graves de Mitchell ; même dans les cas moyens elle constitue une affection très pénible, de longue durée et tourmentant beaucoup les malades. Nous rappellerons également qu'il ne faut pas concevoir de trop grandes espéran-

ces lorsque l'on voit l'affection s'amender sous l'influence
d'une saison froide : on s'exposerait ainsi à de pénibles
déceptions au retour de l'été qui ramène toujours avec lui
une recrudescence des symptômes.

NATURE. — PATHOGÉNIE.

Le parallèle entre l'érythromélalgie et l'asphyxie locale
et la gangrène symétrique des extrémités s'impose tout na-
turellement à l'esprit. Nous rappellerons brièvement les
principaux caractères de l'affection unique dont les degrés
ont été décrits sous ce double nom par M. Maurice
Raynaud.

L'asphyxie locale des extrémités est plus commune chez
la femme que chez l'homme et elle atteint son maximum vers
l'âge de 25 ans. Le froid, les émotions morales, les troubles
de la menstruation, agissent comme causes occasionnelles
dans quelques cas. L'état névropathique est une cause prédisposante très évidente.

L'affection débute par une sensation d'engourdissement
coïncidant avec la pâleur et le refroidissement des extrémités : c'est ce qu'on appelle vulgairement le *doigt mort*. Dans
quelques cas au lieu d'être d'une coloration blanche et
cireuse la peau se recouvre de plaques cyanotiques. Puis
les autres doigts et les autres orteils, car les phénomènes
sont identiques aux extrémités inférieures et supérieures, se
prennent à leur tour mais toujours d'une façon *symétrique*.
Toutes les parties atteintes donnent au toucher une sensa-

tion de froid glacial dont les malades ont conscience et qu'accuse fort nettement le thermomètre. La gêne circulatoire que traduisent ces symptômes peut être remplacée par une congestion passagère qui s'accompagne de rougeur intense et d'élancements douloureux, de picotements et de fourmillements très pénibles. Le froid a une influence nettement marquée sur la production de ces phénomènes et exagère notablement la teinte cyanosée des extrémités et les douleurs dont elle s'accompagne : ils se produisent d'abord sous forme d'accès, puis finalement la cyanose persiste presque continuellement.

Les parties atteintes, et nous devons noter que les oreilles et le nez participent à ces troubles de la circulation périphérique ce qui, dit M. Raynaud, ne détruit pas la loi de symétrie puisque le nez est formé de deux moitiés identiques, les parties atteintes sont généralement privées de la plus grande partie ou même de la totalité de leur sensibilité normale : il y a anesthésie.

En même temps la peau devient œdémateuse et perd sa souplesse, les mouvements se font difficilement, puis on voit apparaître de petit abcès épidermiques au bout des doigts, il se forme des phlyctènes qui s'ouvrent et laissent à leur place un point noirâtre de gangrène. Celui-ci s'étend peu à peu et les parties sphacélées s'éliminent lentement. La gangrène se produit parfois sans apparition de ces phlyctènes.

Enfin les battements artériels deviennent généralement imperceptibles dans les parties atteintes au moment des accès de cyanose.

Ces phénomènes sont évidemment de même ordre que ceux que ceux qui s'observent dans la paralysie vaso-motrice des extrémités, mais ils traduisent un état absolument inverse. Aussi si nous voulions comparer entre eux les sym-

ptômes de deux affections nous verrions qu'ils sont exactement la contre-partie l'un de l'autre. Voyons en effet le
parallèle que l'on peut établir :

Asphyxie locale et gangrène symétrique.	*Erythromélalgie.*
Sexe : Les femmes sont atteintes dans les quatre cinquièmes des cas (M. Raynaud).	*Sexe :* Presque tous les cas se rapportent à des hommes (11 hommes sur 14 cas rapportés).
Age : L'âge moyen est de 25 ans.	*Age :* L'âge moyen est de 35 ans.
L'ischémie est le symptôme prédominant ; il n'y a pas de battements artériels.	La turgescence et la congestion sont de règle ; les battements artériels sont très violents.
La peau est livide et offre une teinte cyanosée caractéristique.	La peau est rosée ou violacée, la coloration est toujours vive et animée.
Il y a toujours de l'anesthésie et la sensibilité est émoussée d'une façon très notable ou même anéantie.	La sensibilité est normale ; l'hyperesthésie s'observe quelquefois.
La température est toujours abaissée au-dessous de la normale.	La température est notablement augmentée au moment des accès.
La gangrène est l'aboutissant ordinaire de l'asphyxie.	En règle générale pas de troubles trophiques.
Les accès se produisent le plus souvent sous l'influence du froid.	Les accès se produisent le plus souvent sous l'influence de la chaleur.
La maladie est symétrique.	La maladie peut être asymétrique et lorsque deux membres sont pris, l'un d'eux l'est généralement plus que l'autre.

La dissection des membres atteints de cette gangrène
symétrique ayant montré qu'il n'y avait jamais de thrombose,
d'embolie ou de dégénérescence des parois artérielles capables de produire l'obstruction des vaisseaux, M. Raynaud
explique la cyanose, le refroidissement et la gangrène
consécutive par un spasme des artérioles périphériques
empêchant absolument l'arrivée du sang rouge dans les

capillaires. L'examen direct d'une artère, celle de la rétine, a fourni un argument très sérieux à la manière de voir de M. Raynaud (Arch. gén. de méd., 1874), car on peut ainsi constater *de visu* la contraction des artères au moment d'un accès. Le spasme, dû à une excitation des vaso-moteurs, serait d'origine réflexe et reconnaîtrait comme point de départ une excitation périphérique, soit extérieure comme l'action réfrigérante de l'air ambiant, soit interne, comme la période menstruelle. Le centre vaso-moteur médullaire réfléchirait cette excitation, ce qui explique facilement la symétrie. En résumé M. Raynaud considère l'asphyxie locale et la gangrène symétrique comme « une névrose « caractérisée par l'énorme exagération du pouvoir excito- « moteur des portions grises de la moelle épinière qui tien- « nent sous leur dépendance l'innervation vaso-motrice. »

M. le professeur Vulpian ne fait aucune difficulté à admettre le spasme vasculaire. « Rien ne s'oppose, dit-il, à ce « qu'on admette une action réflexe vaso-motrice comme « cause du resserrement des vaisseaux des extrémités « atteintes. D'autre part je conçois qu'on ait été entraîné à « placer le centre de cette action réflexe dans le myélencé- « phale ; l'apparition simultanée de l'anémie locale dans des « parties symétriques des membres ne semble guère laisser « de place au doute... » Et cependant l'éminent professeur ne croit pas qu'il soit nécessaire de faire intervenir les centres vaso-moteurs pour expliquer le spasme vasculaire et l'anémie locale. Pour lui, dans l'anémie des doigts et l'onglée il n'y a pas de médiation du centre nerveux entre l'action du froid sur la peau et le resserrement vasculaire ; là comme dans l'asphyxie locale la contriction vasculaire réflexe est produite uniquement par *les ganglions situés sur le trajet des fibres vaso-motrices*, tout près des parois vasculaires. Dans cette théorie, la symétrie de la maladie de Raynaud

Lannois. 5

« s'explique par ce fait qu'il s'agit de sujets chez lesquels
« la prédisposition locale naît sous l'influence d'une modifi-
« cation générale de l'économie et doit être à peu près égale
« dans les parties homologues des deux côtés du corps
« (Vulpian). » D'ailleurs M. Vulpian fait remarquer que la
gangrène de M. Raynaud n'est pas nécessairement symétrique : Gubler a publié un cas de gangrène limité à un des
orteils.

Il est bien évident que pour nous faire une idée sur la nature et la pathogénie de l'érythromélalgie, maladie simi-
laire, il nous suffira de raisonner par analogie. M. Vulpian,
tout en faisant des réserves, admet qu'on pourrait regarder
le cas de congestion symétrique des extrémités qu'il oppose
aux faits de M. Raynaud comme « une sorte de névrose symétrique, peu douloureuse, des nerfs centripètes des extrémités, principalement de ceux des pieds et des jambes,
déterminant par action réflexe une dilatation des vaisseaux
de ces parties. »

Il faut, si l'on admet la théorie de M. Raynaud, considérer
l'érythromélalgie comme une névrose caractérisée par une
diminution considérable du pouvoir excito-moteur des portions grises de la moelle qui tiennent sous leur dépendance
l'innervation vaso-motrice. W. Mitchell, bien qu'il ne veuille
pas faire de théorie sur la maladie qu'il a décrite, semble
porté vers cette manière de voir, car il admet que dans les
cas où il y avait exagération de l'apport du sang dans une
partie, il existait « un état parétique des centres de contrôle. » Allen Sturge, de son côté, tout en se défendant de
vouloir faire de la théorie sur la pathologie de cette affection, admet tout d'abord une lésion des centres vaso-moteurs,
puis il ajoute : « J'émettrais volontiers cette hypothèse que
dans le cas présent la cause occasionnelle doit être recher-
chée dans l'excitation prolongée à laquelle ces centres furent

soumis lorsque pendant des mois le malade eut les pieds engourdis et froids. De même que l'excitation exagérée des
centres coordinateurs de la main amènera parfois la crampe
des écrivains, de même l'excitation prolongée des centres
vaso–moteurs peut bien amener des troubles dans leur fonctionnement. »

Il est difficile de se prononcer ici et, malgré les nombreux
travaux faits depuis la fameuse expérience de Cl. Bernard
en 1858, travaux parmi lesquels il faut avant tout, citer
ceux de Vulpian, de Goltz, de Lépine, de Stricker, de
Cossy, de Dastre et Morat, etc., l'insuffisance de nos con-
naissances actuelles sur la physiologie exacte des centres
vaso-moteurs et des nerfs vaso-dilatateurs rend un peu illu-
soire toute discussion sur leur pathologie. Cependant il est
moins nécessaire de faire intervenir ici l'idée d'un trouble
spinal, la symétrie étant loin de s'observer chaque fois et
l'*unilatéralité* ayant été au contraire un des symptômes les
plus nets de l'observation publiée par notre cher maître.
Aussi sommes-nous porté à admettre avec lui l'opinion émise
par M. Vulpian et à considérer les troubles vaso-moteurs de
l'érythromélalgie, aussi bien que ceux de la gangrène symétrique, comme étant sous la dépendance des modifications,
soit directes, soit réflexes, des ganglions situés sur le trajet
des fibres vaso-motrices, à une faible distance de leur terminaison dans les parois vasculaires.

La possibilité de la paralysie *a frigore* des filets vaso-moteurs est-elle admissible ? Cette hypothèse est au moins à
poser. Il est à remarquer à ce propos que dans les cas de
paralysie périphérique, ce sont généralement les filets moteurs
qui sont pris : aussi les paralysies de la motilité sont-elles
de beaucoup les plus fréquentes (paralysie du radial) ; le
froid porte ensuite son action sur les filets sensitifs et produit des anesthésies plus ou moins marquées. Enfin dans un

troisième ordre de faits il ne semble pas impossible que la paralysie porte principalement ou même exclusivement sur les filets vaso-moteurs. Cette hypothèse que nous avons entendu émettre par M. Straus, et sur laquelle nous croyons inutile d'insister davantage, trouve jusqu'à un certain point une confirmation dans les recherches faites par Rosenthal et par d'autres auteurs sur l'action locale du froid sur les nerfs (1). Si, par exemple, on applique de la glace sur le trajet du cubital, outre les phénomènes sensitifs et moteurs, on voit survenir dans le domaine du nerf d'abord un abaissement de température variant de 0°,5 à 1°. A mesure que la conductibilité nerveuse est plus profondément troublée, l'abaissement se transforme en une élévation de température qui persiste pendant fort longtemps (une heure environ); mais il est à noter que parfois c'est une ascension thermique qui succède tout d'abord à l'application du froid. On sait d'ailleurs que Nothnagel (2) a signalé chez les blanchisseuses qui restent souvent dans l'eau froide jusqu'au coude des troubles vaso-moteurs évidemment développés sous l'influence du froid.

TRAITEMENT.

Le traitement ne nous arrêtera pas longtemps, car il se réduit à peu de chose. Tous ces faits, dit W. Mitchell en parlant des cas qu'il a recueillis, offrent une particularité qui leur est commune : c'est le peu de modifications qu'ils

(1) Rosenthal. Wien. med. presse, 1864. — Maladies du système nerveux, tr. Lubanski, p. 664, 1878.
(2) Nothnagel. Archiv für klin. med., Bd. 2, 1867.

présentent sous l'influence du traitement. En effet, la plupart des malades restent sans changement pendant plusieurs années ou, malgré tout traitement, voient leur état s'aggraver.

Il est cependant un des symptômes de l'affection sur lequel il est possible d'agir, au moins temporairement, c'est la douleur. On a vu que tous les malades trouvaient un soulagement marqué et parfois d'assez longue durée par l'emploi de l'eau froide : un des malades de W. Mitchell ne pouvait se couper les ongles que sous l'eau froide. Il est donc indiqué de leur faire plonger les parties affectées dans l'eau froide ou mieux de leur appliquer des vessies de glace sur l'extrémité atteinte, ce qui a l'avantage de permettre la position élevée toujours éminemment favorable.

Le repos absolu est également très utile et amène un grand soulagement; malheureusement la longue durée de la maladie ne permet pas toujours son emploi méthodique.

Les applications de cataplasmes de diverses natures, de pommades, de frictions, etc., n'ont pas donné de résultats. Cependant M. Sturge se félicite de l'emploi d'un liniment à l'*atropine*.

Nous accorderions plus de confiance à l'emploi méthodique des courants électriques et nous rappellerons à ce propos que la faradisation des membres supérieurs a complètement réussi à Duchenne (de Boulogne) dans le cas publié par Sigerson.

Enfin le traitement hydrothérapique fournit des ressources qu'il ne faut pas négliger et le malade de M. Straus s'est fort bien trouvé de l'emploi des douches froides et des douches de vapeur.

CONCLUSIONS.

1° Il existe une *paralysie vaso-motrice des vaisseaux des extrémités* ou *érythromélalgie* qui doit prendre place dans le cadre nosologique à côté de l'asphyxie locale et de la gangrène symétrique des extrémités décrites par M. Maurice Raynaud.

2° Cette affection rare est caractérisée cliniquement par des accès douloureux s'accompagnant de gonflement et de coloration rosée de la peau avec élévation notable de la température.

3° La marche de la maladie est toujours lente et sa durée, toujours longue, est indéterminée. Elle offre des périodes de rémission et d'exacerbation des symptômes suivant les saisons, l'hiver diminuant les troubles, l'été les augmentant d'une façon très notable.

4° Son diagnostic ne présente pas de très grandes difficultés et il est probable que l'affection deviendra plus commune lorsqu'elle sera mieux connue dans ses manifestations cliniques.

6° Sa nature est encore indéterminée; cependant elle semble se rapporter soit à des troubles dans le fonctionnement des centres vaso-moteurs médullaires, soit plutôt à des modifications encore indéterminées subies par les nombreux ganglions périphériques qui existent près de la terminaison des nerfs dans les vaisseaux et qui président en partie à leur innervation.

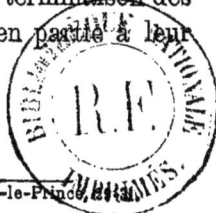

Paris. — A. PARENT, imp. de la Faculté de Médecine, r. M.-le-Prince, 31.

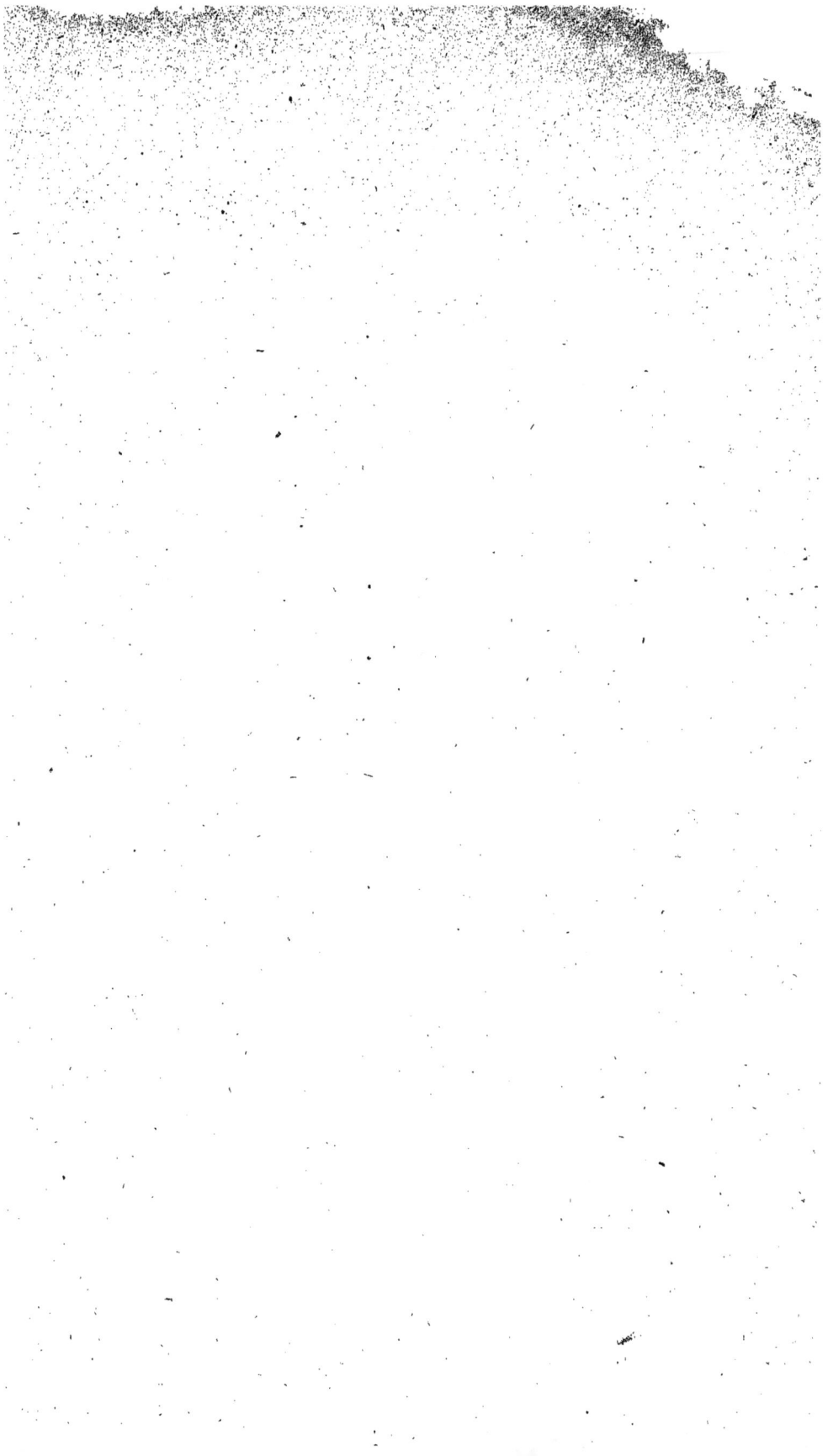

BRIAND et CHAUDÉ. — **Manuel complet de médecine légale**, ou résumé des meilleurs ouvrages publiés jusqu'à ce jour sur cette matière, et des jugements et arrêts les plus récents, par J.-BRIAND, docteur en médecine de la Faculté de Paris, et Ernest CHAUDÉ, docteur en droit; et contenant un *Traité élémentaire de chimie légale*, par J. BOUIS, professeur à l'École de pharmacie de Paris, 10ᵉ édition, Paris, 1879, 2 vol. gr. in-8, avec 5 planches noires et coloriées et 37 figures. 24 fr.

BROUARDEL. — **Organisation du service des autopsies à la Morgue**. Rapports adressés à M. le garde des sceaux, par le Dr BROUARDEL. In-8, de 32 pages. 1 fr.

DAGONET. — **Nouveau Traité élémentaire et pratique des maladies mentales**, suivi de considérations pratiques sur les asiles d'aliénés, par H. DAGONET, professeur à l'ancienne Faculté de médecine de Strasbourg, médecin en chef de l'asile des aliénés de Sainte-Anne. Paris, 1876, in-8, d 732 pages, avec 8 planches en photoglyptie, comprenant 38 types d'aliénés e une carte statistique des établissements d'aliénés de la France. 15 fr.

FOVILLE (Ach.). — **Les aliénés**. Etude pratique sur la législation et l'assistance qui leur sont applicables, par Ach. FOVILLE, fils, médecin de l'asile de Quatre-Mares, près de Rouen. Paris, 1870, 1 vol. in-8 de XIV-208 p. 3 fr.

HOFMANN. — **Nouveaux éléments de médecine légale**, par HOFMANN, professeur à l'Université de Vienne, traduit par le Dr E. LÉVY, avec introduction et commentaires, par le Dr P. BROUARDEL, professeur à la Faculté de médecine de Paris. 1880, 1 vol. in-8.

MARC. — **De la folie considérée dans ses rapports avec les questions médico-judiciaires**, par C.-C.-H. MARC, médecin près les tribunaux. Paris, 1840, 2 vol. in-8. 5 fr.

TARDIEU (A.). — **Etude médico-légale sur les maladies produites accidentellement ou involontairement** par imprudence, négligence ou transmission contagieuse, comprenant l'histoire médico-légale de la syphilis. Paris, 1879, 1 vol. in-8 de 284 pages. 4 fr.

— **Etude médico-légale sur les blessures**, comprenant les blessures en général, les blessures par imprudence, l'homicide et les coups involontaires. Paris, 1879, 1 vol. in-8 de 500 pages. 6 fr.

— **Etude médico-légale et clinique sur l'empoisonnement**, 2ᵉ *édition*. Paris, 1875, 1 vol. in-8 de XXII-1072 pages, avec 53 fig. et 2 pl. 14 fr.

— **Etude médico-légale sur la folie**. 2ᵉ *édition*, Paris, 1880, 1 vol. in-8 de XXII-610 pages, avec quinze facsimile d'écriture d'aliénés. 7 fr.

— **Etude médico-légale sur la pendaison, la strangulation et la suffocation**. 2ᵉ *édition* Paris, 1879, 1 vol. in-8, de XII-352 pages, avec planches. 5 fr.

— **Étude médico-légale sur les attentats aux mœurs**, 7ᵉ *édition*, Paris, 1878, in-8 de VIII-304 p., avec 5 pl. 5 fr.

— **Etude médico-légale sur l'avortement**, 3ᵉ *édition*. Paris, 1868, in-8. VIII-280 pages. 4 fr.

— **Etude médico-légale sur l'infanticide**. 2ᵉ *édition*, Paris, 1879, 1 vol. in-8, avec 3 pl. coloriées. 6 fr.

— **Question médico-légale de l'identité** dans ses rapports avec les vices de conformation des organes sexuels, 2ᵉ *édition*. Paris, 1874, 1 vol. in-8 de 176 pages. 3 fr.

VOISIN (F.), **De l'identité de quelques-unes des causes du suicide**, du crime et des maladies mentales. Paris, 1872, in-8, 19 p. 1 fr.

PARENT, imprimeur de la Faculté de Médecine, rue Mr le Prince, 31.

www.ingramcontent.com/pod-product-compliance
Lightning Source LLC
Chambersburg PA
CBHW030930220326
41521CB00039B/1861